Docteur LE GUELVOUIT

⸱⸱⸻✳⸻⸱⸱

La Lumière
et la Chaleur

Agents Pathogènes et Thérapeutiques

———❋———

Héliothérapie - Thermothérapie - Thermoluminothérapie

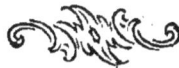

TOULOUSE

Ch. DIRION, Libraire-Éditeur

33, rue de Metz et rue des Marchands, 33

—

1914

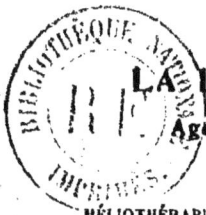

LA LUMIÈRE ET LA CHALEUR

Agents Pathogènes et Thérapeutiques

HÉLIOTHÉRAPIE — THERMOTHÉRAPIE — THERMOLUMINOTHÉRAPIE

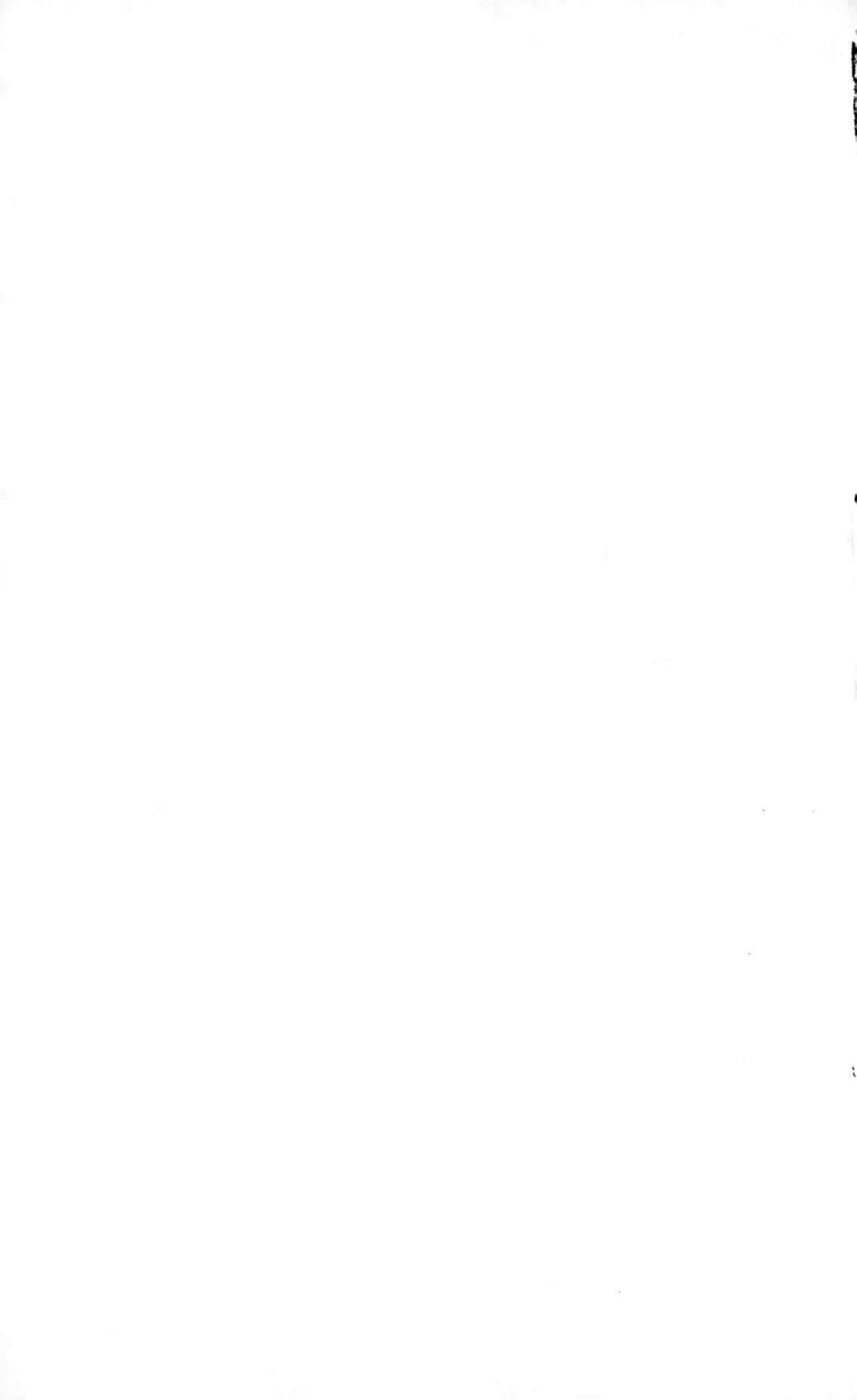

Docteur LE GUELVOUIT

•→✕←•

La Lumière

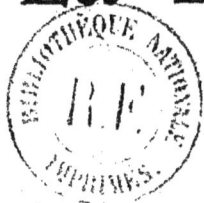

et la Chaleur

Agents Pathogènes et Thérapeutiques

———— ✁ ————

Héliothérapie - Thermothérapie - Thermoluminothérapie

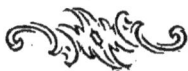

TOULOUSE

Ch. DIRION, Libraire-Éditeur

22, rue de Metz et rue des Marchands, 33

—

1914

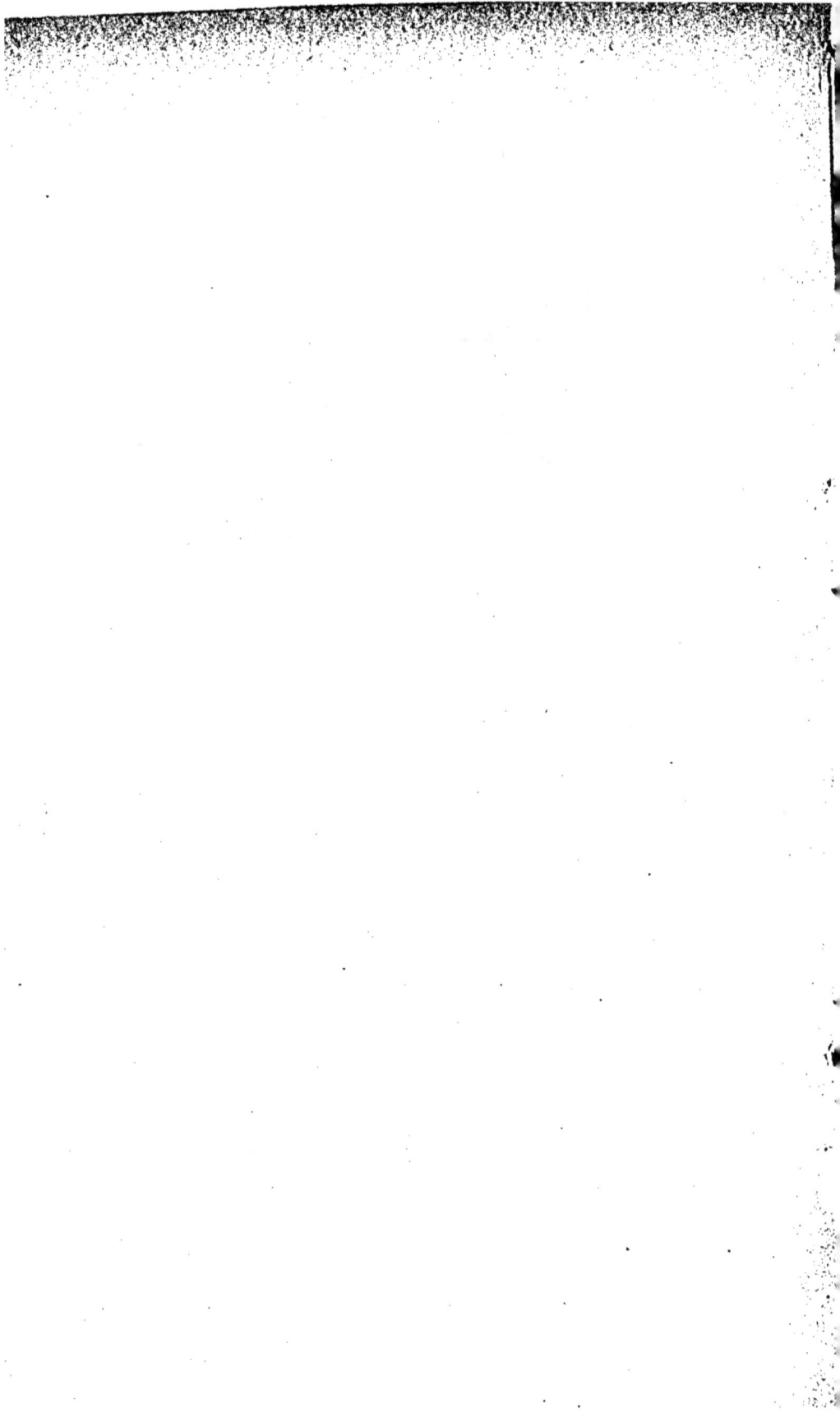

A MON PÈRE, A MA MÈRE

———

A MON FRÈRE

———

A MES PARENTS

———

A MES AMIS

A MES MAITRES

DE L'ÉCOLE DE MÉDECINE DE NANTES

A MES MAITRES

DE LA FACULTÉ DE MÉDECINE DE TOULOUSE

A MON PRÉSIDENT DE THÈSE

Monsieur le Professeur A. RÉMOND

PROFESSEUR DE CLINIQUE MÉDICALE
CHEVALIER DE LA LÉGION D'HONNEUR

Qui a bien voulu me faire
l'honneur d'accepter la prési-
dence de cette thèse.

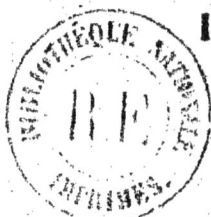

INTRODUCTION

———

En l'état actuel de nos connaissances, nous ne saurions concevoir la vie hors de certaines conditions de milieu qui paraissent la déterminer, en assurer la continuité dans ses divers modes, présider à ses manifestations multiples.

L'effort continu de l'être tend vers une adaptation meilleure à son ambiance, vers l'utilisation la plus complète des ressources qu'il y rencontre, et le degré de perfection d'un être organisé se mesure à la somme des réactions par lesquelles il répond aux sollicitations extérieures, d'autant plus nombreuses que sa complexité organique l'individualise mieux.

Ces réactions aux influences externes prennent tantôt l'apparence d'une résistance, tantôt l'apparence d'une cession, et se manifestent par des modifications de l'aspect extérieur, de la constitution intime et de la position.

Au bas de l'échelle des êtres, ces changements apparaissent avec une simplicité qui permet de les considérer comme des phénomènes purement chimiques ou physiques, mais les conditions de leur production se compliquent et se multiplient de telle manière et sous des formes si mystérieuses dans la hiérarchie des espèces, que le terme de « phénomène biologique » ne suffit bientôt plus à les caractériser.

Les mots « Instinct » et « Intelligence » désignent les procédés mis en œuvre par les êtres dits « supérieurs », pour assurer l'adaptation la meilleure au milieu extérieur.

Dans les efforts qu'il tente pour retirer de la nature le maximum de bien-être, l'homme montre souvent une fâcheuse tendance à négliger les conseils de l'observation pure, et se laisse entraîner par des déductions trop savantes, hors du cadre des connaissances banales, qu'une meilleure utilisation rendrait souvent précieuses. C'est ainsi que dans le domaine médical, après avoir constaté quelques effets heureux de procédés thérapeutiques simples, il a souvent épuisé ses efforts à la recherche de combinaisons de plus en plus complexes et inefficaces, alors qu'une étude approfondie des éléments que la nature met à sa disposition aurait eu pour conséquence l'édification d'une thérapeutique physique puissamment bienfaisante.

Nous en avons la preuve dans les merveilleux résultats que signalent, depuis quelques années, les physiothérapeutes.

La lumière, la chaleur et le froid, l'air, l'eau, le soleil, l'électricité sont mieux que des auxiliaires pour le médecin qui peut, dans bien des cas, les transformer

— 11 —

par des procédés simples, en agents thérapeutiques, énergiques, suffisants, exclusifs, curateurs.

En dehors de toute installation spéciale, ou à l'aide d'appareils peu coûteux et aisément maniables, le praticien peut enrichir son arsenal thérapeutique de toute une série de méthodes dont quelques-unes nous semblent mériter que l'on fasse son possible pour les vulgariser. C'est vers ce but que nous tendons.

Nous serions heureux si la réunion de quelques documents épars avait en quelque lieu pour conséquence de solliciter la tentative dont le succès entraînerait la conviction.

Le titre même de cette étude montre que nous avons cru nécessaire de limiter notre sujet : c'est seulement de l'utilisation de la chaleur et de la lumière que nous nous occuperons; encore, ne ferons-nous porter spécialement notre effort que sur certains modes qui nous ont paru devoir davantage retenir l'attention.

CHAPITRE PREMIER

La chaleur et la lumière agents pathogènes

L'organisme humain n'est adapté qu'à des températures oscillant entre certaines limites au-dessus et au-dessous de sa température propre. Le froid excessif, de même qu'une chaleur trop élevée sont susceptibles d'amener des désordres locaux ou généraux dont la conséquence peut être la mort partielle ou absolue.

Une trop grande luminosité peut avoir des conséquences analogues.

Fréquemment, la chaleur et la lumière associent leurs effets de telle façon, qu'il est difficile de se rendre un compte exact de la part qui revient à chacune de ces deux propriétés de la matière, dans les méfaits dont on les rend coupables.

Mais l'expérimentation a permis de dissocier assez justement ce qui revient à chacune d'elles et l'on peut étudier leur action individuelle.

De même au point de vue thérapeutique, s'il est possible et avantageux d'utiliser parfois l'action com-

binée des rayons calorifiques et lumineux, on peut
isoler les deux agents pour en obtenir des effets spéciaux.

Il est toujours indispensable, pour manier un médi-
cament, d'en connaître les dangers. C'est pourquoi
nous rappellerons d'abord brièvement, l'action pathogène de la chaleur et de la lumière.

Chaleur. — L'homme supporte mieux le froid que la
chaleur. L'organisme humain, dont la température normale est sensiblement constante, résiste mieux à l'abais-
sement qu'à l'élévation de la température interne; de
même, les variations supportables du milieu extérieur
ont une échelle plus étendue vers le bas que vers le
haut. En effet, on voit des sujets survivre après avoir
présenté une température centrale de + 28°, c'est-à-dire
de 9° inférieure à la température normale, tandis qu'on
ne connaît pas d'exemple d'une survie compatible avec
une température de 42°5, c'est-à-dire de 5° supérieure
à la normale.

Également voit-on l'homme vivre à des températures de — 50°, tandis qu'un climat dépassant de 30° la
température du corps rend la vie à peu près impossible.

Enfin, si l'expérience a été faite, qui consiste à
demeurer dix minutes à l'air sec par + 132° de température ambiante (Morat et Doyon), Pictet a pu supporter un froid de — 110° dans son puits réfrigérant.

Mais l'invulnérabilité à ces températures extrêmes
suppose réunies des conditions diverses hors desquelles

l'action délétère du calorique se manifeste beaucoup plus tôt et sous des formes qui varient avec son intensité, la durée de son action, la nature de la source de chaleur, la surface exposée aux rayons colorifiques.

Agissant en des points précis de l'organisme, la chaleur amène la *brûlure*.

Depuis Dupuytren, on admet la division des brûlures en six degrés, suivant la profondeur des lésions. Les deux premiers degrés s'accompagnant, l'un d'érythème, le second de phlyctènes, ne laissent pas de traces, sauf, parfois, une légère pigmentation. Les autres degrés se distinguent entre eux par le niveau auquel s'arrête la brûlure, et diffèrent des deux premiers degrés par la durée plus longue du mal, par l'indélébilité des cicatrices consécutives.

Le calorique peut agir de plusieurs façons : par rayonnement, il ne produit guère que de l'érythème; par contact, il peut produire des lésions de profondeur variable. Les liquides, en général, donnent des brûlures étendues et peu profondes. Les vapeurs surchauffées et les gaz, agissent d'une façon analogue. L'électricité, suivant la forme agissante, peut amener des brûlures d'aspects divers.

Conheim, qui a étudié expérimentalement l'action progressive de l'eau chaude sur l'oreille d'un lapin, analyse ainsi les phénomènes organiques amenés par la surchauffe : jusqu'à 44° hyperhémie passagère, à 48° tuméfaction, puis œdème; à 52° phlyctènes; enfin, gangrène à 56°-60°.

Peu étendues, les brûlures ne s'accompagnent guère que de phénomènes généraux immédiats, tels que douleurs, troubles réflexes variés, syncope, petitesse du pouls, hypotension, défaillance cardiaque, congestions réflexes sur d'autres points du corps, sur les viscères, troubles urinaires (diminution de la quantité, toxicité plus grande, parfois dysurie).

A fortiori, ces diverses perturbations sont-elles susceptibles d'apparaître dans les brûlures étendues. Mais ici, au bout d'un temps variable, d'autres signes apparaissent, qui dénoncent des altérations profondes de l'économie.

C'est l'hémoglobinurie, ce sont les congestions viscérales, réflexes ou toxiques (foie, poumon), et deux lésions fréquentes de haute gravité : néphrites et ulcérations du duodénum.

L'intoxication qui suit certaines brûlures est, parfois, d'une étrange intensité.

Ces auto-intoxications ont été expérimentalement étudiées par MM. Boyer et Guignard.

Après avoir réalisé des brûlures artificielles chez les animaux, ils ont trouvé chez eux une augmentation considérable de la toxicité urinaire. Sans doute s'agit-il de l'élimination de substances organiques altérées par l'action calorifique.

Frœnkel et Spiegler ont décélé dans les urines des brûlés, des produits de décomposition indiquant une destruction très rapide de l'albumine.

Il faut, dans ces accidents, attribuer aussi une large

part à la suppression des fonctions de la peau, de même qu'aux infections microbiennes qui, dans bien des cas, se développent aisément, sur un organisme affaibli, à la faveur des altérations du tégument.

Dans tout ce qui précède, il s'agit presque exclusivement des résultats du contact plus ou moins étendu d'un corps porté accidentellement à une température trop élevée.

L'élévation, même progressive, de la température ambiante est également susceptible d'amener des perturbations organiques dont certaines sont bien connues.

La plus banale est, incontestablement, *le coup de chaleur*. Faut-il comprendre sous une même dénomination, suivant l'opinion des unicistes, le coup de soleil, l'insolation et le coup de chaleur, Ou bien s'agit-il de trois ordres distincts de phénomènes morbides? L'opinion actuellement en cours, et basée sur des données expérimentales, tend à rapprocher l'insolation du coup de chaleur, et à les distinguer, d'une part, du coup de soleil, d'autre part, du coup de lumière.

Ce dernier serait dû aux rayons lumineux du spectre solaire (rouge ou violet), tandis que le précédent serait attribuable aux rayons chimiques (ultra violet), les deux premiers, au contraire, aux rayons calorifiques (infra-rouge).

Dans la pratique, on tend à distinguer l'insolation (ensemble des accidents produits par l'action directe du soleil), *du coup de chaleur* (ensemble des accidents

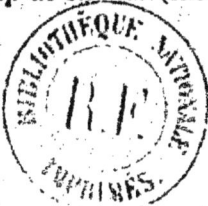

produits par une atmosphère surchauffée). Le premier est le « sunstroke » des anglais, le « sonnenstich » des allemands. Le second équivaut au « Heatstroke », ou « Hitzschalg ».

Par exemple, le soldat tombant au soleil des tropiques est atteint d'insolation.

Le chauffeur, dans la chambre de chauffe à 70°, au passage de la mer Rouge, tombe de coup de chaleur.

Dans le premier cas, le soldat a subi directement l'influence du soleil, la température de l'air extérieur pouvant ne pas dépasser 30°; le calorique a donc agi exclusivement par la peau.

Dans le second cas, le calorique agit, non seulement par la peau, « mais encore et surtout, par les poumons ». (Le Dantec.)

Saguet a voulu créer un terme nouveau pour caractériser les accidents qui frappent les soldats en marche pendant les chaleurs de l'été; il les dénomme : *thermohéliose*. Le *Dantec*, pense que ce ne sont là que des cas d'insolation, seulement favorisés par la fatigue.

Ce même auteur estime, qu'au point de vue clinique, il est impossible de différencier l'insolation du coup de chaleur.

Si nous nous étendons un peu sur ce sujet, c'est que nous jugeons qu'il peut être de précieuses indications à tirer de l'étude de ces accidents, et que leur connaissance approfondie peut à la fois permettre une compréhension plus complète de l'action biologique de la chaleur, et une utilisation plus rationnelle de ce procédé thérapeutique.

Un problème intéressant est d'abord soulevé par la résistance spéciale des nègres au coup de chaleur.

On avait prétendu que le développement plus considérable du système vasculo-sudoripare, expliquait cette immunité; or, Eijkmam (1), a trouvé 160 glandes par cm², chez le Malais, 162 chez l'Européen.

Orgéas (2), attribue une plus grande volatilité à la sueur des nègres, volatilité due à l'acide caproïque..... d'où refroidissement plus rapide. Enfin, on a dit : la couleur de la peau permet un rayonnement plus facile du calorique pour l'élimination.

Nous sommes bien obligés de reconnaître, avec Le Dantec, qu'il en doit être de même pour l'absorption. D'ailleurs, les curieuses expériences d'Eijkmam ont montré que l'absorption du calorique est plus considérable chez le nègre et que la déperdition n'est pas sensiblement plus accusée que chez l'Européen. Faut-il parler alors de « mithridatisation », suivant l'exemple de certains auteurs. La question est délicate. S'il est vrai que l'Européen s'accoutume parfois assez bien à la vie en pays chauds, il conserve, en général, une

(1) Cité par Le Dantec.
(2) Cité par Le Dantec.

grande vulnérabilité à l'action du soleil. L'insolation s'observe en pays tempéré.

De même que dans le coup de chaleur, on y observe trois périodes. Dans la première, ou *période de dyspnée prémonitoire* le malade éprouve une sensation de striction thoracique en corset, accompagnée d'angoisse. Il existe de la céphalée, avec vertiges et photophobie, quelquefois des visions colorées. Le facies peut être pâle ou fortement coloré, ceci plus souvent dans l'insolation.

La seconde période ou *période d'excitation*, est caractérisée par ce fait, que le malade commence à perdre sa lucidité d'esprit; il a des hallucinations. La pupille est rétrécie, le cœur présente des mouvements tumultueux, irréguliers; la respiration est précipitée, la peau sèche et chaude (T= 41°). Cette hyperthermie peut être accompagnée de convulsions quelquefois généralisées, quelquefois localisées à un membre ou à une région musculaire.

La troisième période est la *période de coma*. La température ateint 42° et 43°. Le cœur alors faiblit, le pouls est petit, filiforme, incomptable. On observe généralement le type respiratoire Cheyne-Stokes qui précède l'entrée du malade dans le coma. Dès ce moment, l'urine est rare ou supprimée, la cornée devient sèche ou dépolie avec une tâche ardoisée sous les paupières. Le réflexe cornéen est souvent aboli. Le réflexe rotulien également. Ce sont là les formes normales. On peut observer des formes à prédominance cardiaque, pulmonaire ou nerveuse.

Consécutivement à l'insolation, il est possible d'observer des amnésies sur lesquelles nous n'insisterons pas, non plus que sur les formes de confusion mentale, également fréquentes.

L'action plus lente du calorique peut amener des troubles cutanés (bourbouilles et furoncles), des troubles digestifs (embarras gastrique calorique), des troubles sanguins (anémie tropicale), des troubles nerveux (neurasthémie et psychoses tropicales).

Qu'elle est la pathogénie de ces divers accidents?

L'étude anatomo-pathologique du coup de chaleur nous aidera peut-être à résoudre le problème.

Les lésions observées sont les suivantes :

1° Hyperhémie de tous les viscères, présence de tâches ecchymotiques un peu partout; ecchymoses sous-pleurales, sous-périardiques, sous-endocardiques, quelquefois même exsudation sanguine dans les plèvres, dans le péricarde, taches ecchymotiques sur certains nerfs : grand sympathique et ganglion cervical supérieur, nerf phrénique, piqueté, sanguin dans le bulbe;

2° Sang fluide comme chez les individus tués par la foudre, le sang devient noir très rapidement;

3° Les muscles ont une couleur brun rougeâtre. Dégénération granuleuse et quelquefois tuméfaction trouble du muscle cardiaque. Souvent la plupart des muscles sont atteints de dégénérescence granulo-

graisseuse, comme dans certaines maladies infectieu-
ses;

4° La température reste élevée après la mort, comme
dans le tétanos, 43°, 44° (Chastaing), 46° (Blachez);

5° Le cœur, si l'autopsie est rapidement faite, montre l'arrêt en systole; le VP est dilaté et renferme du
sang noirâtre.

Pour expliquer ces lésions, diverses théories ont été
admises.

Cornil et Babès ayant signalé la présence du vibrion
courbe dans la diarrhée séreuse du coup de chaleur,
Sambon se fit le défenseur de l'origine infectieuse de
l'insolation. *Zuber*, remarquant la chaleur mordicante
de la peau des insolés, l'absence de transpiration chez
ces malades, voulut jeter les accidents sur le compte de
la suppression de la perspiration cutanée. Les mêmes
accidents surviennent chez les chauffeurs, malgré une
transpiration abondante, tel est l'argument à opposer.

Hirsch, puis *Layet*, ont admis que le sang, moins
riche en oxygène, ne produisait plus une action suffisamment stimulante sur le bulbe, d'où embarras de la
respiration et asphyxie. *Lindsay*, rapproche le coup de
chaleur de l'asphyxie par submersion. A cette théorie
on peut opposer les recherches de *Vincent*, d'après lesquelles le sang contient une quantité normale d'oxygène pendant la vie.

Obernier avait attribué les accidents de l'insolation
à la rétention de l'urée dans l'organisme.

Vincent admet l'ypothèse d'une intoxication qui

amène d'abord une excitation du système nerveux suivie d'épuisement.

Le Dantec oppose à cette théorie l'objection que, dans
le coup de chaleur apoplectique ou thermoplégie, l'auto-
intoxication n'a pas le temps de se produire; il estime
aussi que l'expérience de *Claude Bernard*, amenant la
sidération d'une grenouille par immersion dans l'eau à
35° et 36° prouve l'inutilité de cette hypothèse dans
certains cas. Ce même auteur ne nie d'ailleurs pas que
l'auto-intoxication puisse jouer un rôle dans la genèse
des accidents survenant tardivement, à la suite de mar-
ches prolongées.

Claude Bernard soumettant des animaux au séjour
dans une étude à 80°-100°; *Vallin*, attachant sur leur
dos des chiens qu'il expose au soleil, ont observé la
mort dans le coma après convulsions. Trouvant le
cœur rétracté, inexcitable, à réaction acide, *Vallin* en
conclut que la myosine est coagulée.

Mais il semble que cet auteur ait abandonné cette
explication. Plus récemment, ayant fait circuler de
l'eau à 50° sur la tête d'un chien, il en obtient la mort
en quelques heures après agitation, hyperthermie,
dyspnée, puis prostration complète et convulsions. La
température de ces animaux à 44° et 46° *Athanasiu,
Carvalho et Richet* ont pu injecter dans les veines et
dans le péritoine de l'eau brûlante (60°), sans produire
aucun trouble.

Si l'on tient compte que, dans l'expérience primitive
de Vallin, la chaleur agissait directement sur le thorax

des animaux, que le thermomètre à l'aine marquait
48° et que les viscères devaient être chauffés à la même
température, il faut conclure que cette pathogénie de
la coagulation de la myosine ne saurait être invoquée
dans le coup de chaleur. Ces expériences de Vallin n'en
conservent pas moins, à notre point de vue, une certaine importance.

Vincent (1), a fait récemment des recherches sur les
altérations produites sur le sang par l'hyperthermie
expérimentale.

Lorsqu'on fait des prises de sang à des cobayes mis à
l'étuve à une température de 41°, on constate que les
globules ne sont pas altérés. Au contraire, dès que
la T des animaux atteint 42°, le chiffre des leucocytes
polynucléaires et des grands mononucléaires diminue
progressivement en même temps qu'apparaissent, en
proportion anormale, des cellules éosinophiles. Seuls,
les petits leucocytes mononucléaires ne sont pas modifiés
dans leur nombre. A la mort de l'animal, l'examen
microscopique dénote une diminution globale des leucocytes qui sont, en moyenne, deux fois moins nombreux qu'avant l'expérience.

L'expérience démontre encore, que les animaux déjà
malades, soit tuberculeux, soit intoxiqués par des toxi-

_____

(1) Société de Biologie (1902).

nes microbiennes, des poisons méthémoglobinisants (aniline), soit inanitiés, sont moins résistants que les animaux sains.

L'examen microscopique permet de rapporter la raréfaction des leucocytes à leur destruction, dont on peut d'ailleurs suivre les étapes : gonflement du plasma et du noyau, difficulté de coloration, vacuolisation, déformation.

Le sang de cobayes morts d'hyperthermie injecté à de jeunes cobayes détermine la mort par cachexie.

D'autre part, l'ensemencement du sang d'animaux tenus à l'étuve à 41° et morts d'hyperthermie, amène fréquemment le développement de cultures microbiennes (staphylocoque, colibacille, cocobacille, streptocoque, etc.), (animaux à jeun depuis 12 heures). De tous les viscères, le foie est celui qui renferme le plus de bactéries. Lorsque des animaux, soumis à une atmosphère surchauffée, sont tenus un moment ou obligés à un travail, la mort apparaît plus vite.

Laveran et Regnard, ayant, dans de telles conditions, trouvé le cœur en diastole et excitable, malgré une température centrale de 45°-46°, pour une ambiance de 50°-50°, estiment que la mort est due à l'action directe de la chaleur sur le système nerveux.

Jounge et Thin, localisent cette action sur le pneumogastrique. *Harless* ayant démontré que le point de fusibilité de la myéline est de 36° chez la grenouille, 52 chez l'homme, 57,5 chez les oiseaux, divers auteurs pensent que le calorique agit en fondant la myéline.

D'autres, *Marinesco* en particulier, estiment que la
chaleur porte ses effets sur la cellule nerveuse, et décrit
des lésions de plus en plus marquées, au fur et à mesure
que l'expérience a réalisé des températures plus élevées.

Goldscheider, a obtenu des résultats analogues.

Le Dantec, ayant envisagé ces divers cas, en conclut
que le « calorique, selon toutes probabilités, agit à la
façon d'un véritable poison et frappe comme la plupart
des poisons, plusieurs éléments à la fois. C'est ainsi
qu'il produit la leucolyse, la coagulation de la myosine,
la fusion de la myéline des nerfs et la chromatolyse des
cellules nerveuses. »

Telle est, en quelques mots, la puissance pathogénique de la chaleur.

Par quels moyens l'organisme, qui, en présence de
toute cause morbide, met en jeu un appareil de défense,
réagit-il contre l'excès de calorique?

Disons-le tout de suite, sans nous étendre outre mesure : c'est par le poumon et la peau que le corps
humain exhale l'excès de chaleur qu'il reçoit et qu'il
forme. La sueur en s'évaporant, produit une réfrigéra-
tion qui équivaut, d'après *Richet*, à 5-5 microcalories
pour un gramme de sueur.

Au niveau du poumon, des phénomènes compara-
bles permettent à l'évacuation d'une certaine quantité
de vapeur d'eau, d'augmenter le refroidissement du
sang circulant.

N'oublions pas, en effet, que le phénomène réflexe de

la sudation s'opère à la faveur d'une vaso-dilatation superficielle, avec suractivité circulatoire.

Retenons aussi que dans certaines conditions, la sueur, qui, normalement, est peu toxique, peut le devenir considérablement. Ce facteur de lutte contre l'intoxication n'est pas à négliger. Toute condition empêchant le libre départ de la sueur aura donc pour conséquence une diminution de la résistance au calorique.

C'est pourquoi la chaleur humide est plus pénible à supporter que la chaleur sèche.

Nous venons d'envisager l'action pathogène de la chaleur; nous avons compris, dans cette étude, l'action des rayons caloriques du spectre solaire.

Il nous reste à considérer l'action pathogène des rayons lumineux et des rayons chimiques.

Lumière.

Disons, tout de suite, que l'action des rayons, proprement « lumineux », c'est-à-dire, de cette partie du spectre comprise entre le rouge et le violet, paraît avoir seulement une action morbifique sur la rétine.

Encore les expériences de Cassien semblent-elles prouver que cette activité est accrue par la présence des rayons chimiques.

Isolés, ceux-ci doivent être rendus responsables des modifications survenues au point de la surface cutanée où leur action s'exerce, tel est le classique *coup de soleil.*

Il se manifeste d'abord par une teinte rosée de la peau passant rapidement au rouge et accompagnée

d'une cuisson vive et de violentes démangeaisons, parfois, la partie atteinte est tuméfiée. Il est possible de
constater, en ce point, une légère augmentation de la
température.

Dans les cas graves, la peau prend vers le centre une
couleur brunâtre.

Parfois, après la guérison, qui survient par disparition du gonflement et desquamation légère, une pigmentation plus ou moins marquée succède à l'érythème.

Certains auteurs ont eu l'occasion d'observer des
phlyctènes. Ceci paraissait étrange lorsqu'on attribuait
le coup de soleil à l'action calorifique, étant donné
qu'une chaleur de 75° est nécessaire pour produire la
vésication. On s'explique mieux ces phénomènes par
l'action des radiations chimiques et l'on conçoit plus
aisément que Dupuytren ait pu signaler la gangrène
comme complication du coup de soleil.

Leredde et Pautrier, ayant examiné, après biopsie,
un fragment de peau frappé depuis trois jours d'érythème solaire, ont signalé l'état spongieux du corps
muqueux avec cellules présentant l'aspect dit : état
cavitaire de Leloir; la plus grande richesse en éléments
cellulaires du derme, la distension de ses faisceaux con-
jonctifs, la dilatation des vaisseaux et une légère infil-
tration leucocytaire formant, par places, de petits
amas.

En dehors de cette affection aiguë de la peau, on
attribue un rôle pathogénique aux rayons solaires dans

le développement d'un certain nombre d'affections chroniques. De ce nombre, sont les taches, dites taches de rousseur, de coloration variant du jaune au brun, observées chez les sujets blonds, siégeant sur les parties découvertes, moins marquées en hiver. Ces *éphélides* seraient dues, d'après Darier, à un vice d'évolution. Le soleil ne jouerait qu'un rôle favorisant.

Il existerait, d'après Veil, Wolters, Unna, Moller(1), un *eczéma solaire*, rencontré surtout chez des sujets à peau fine. Il en existerait deux types : l'un ressemblant à l'eczéma aigu, caractérisé par l'apparition de vésicules suintantes sur une zone tuméfiée; l'autre, voisin du lichen plan de Wilson, formé de papules très prurigineuses.

L'hydroa vernal est une dermatose constituée par des bulles de dimension variable, reposant sur une peau en général tuméfiée.

Ces bulles peuvent, en se desséchant, laisser des cicatrices blanches, déprimées, indélébiles.

Cette affection, qui apparaît au printemps, est susceptible de récidiver chaque année.

L'expérimentation a montré à Moller que la lumière pouvait faire réapparaître les accidents et qu'il fallait incriminer les rayons chimiques du spectre.

Le *Xéroderma pigmentosum* compte aussi la lumière

_____

(1) Cité par *Times* « La pratique de l'héliothérapie ».

solaire parmi ses causes les plus nettes. On sait que cette épithéliomatose pigmentaire aboutit à la formation de tumeurs malignes qui emportent le sujet.

Le *carcinome de la peau des marins*, décrit par Unna, l'*érythème pellagreux*, certaines formes de *prurigo à paroxysme estival* (Hutchinson), sont encore en étroite parenté avec l'action des rayons solaires.

Nous ne saurions terminer ce chapitre, au cours duquel nous avons paru établir une scission absolue entre les diverses espèces de radiations solaires, sans signaler la relativité de cette distinction.

Le soleil n'envoie pas trois ordres d'agents : lumière, chaleur, énergie chimique; il envoie des rayons de longueur d'onde variable, et chaque radiation possède, dans une certaine mesure, les trois propriétés correspondantes; mais elle les possède, suivant sa période vibratoire, à des degrés divers. Tel élément de notre organisme est plus ou moins sensible à chacune d'elles et prend plus ou moins nettement conscience de ses effets.

CHAPITRE II

Action physiologique et thérapeutique
de la chaleur et de la lumière

Notions historiques. — La chaleur et la lumière contre les
microorganismes. — Notions physiologiques. — Géné-
ralités thérapeutiques.

HISTORIQUE

Lumière. — Essayer de justifier la prééminence que
nous accordons au *soleil* dans cette étude nous paraît
superflu.

Sans doute, dès les premiers âges du monde,
l'homme tendit vers l'astre du jour ses bras engourdis
pour réclamer un plus grand bien-être, comme la fleur
accidentellement ombragée, penche vers la plus grande
lumière sa tige frêle.

« La fleur humaine est, de toutes les fleurs, celle qui a le plus besoin de soleil », a écrit Michelet.

L'orientation des cavernes, les terrasses des Egyptiens et des Assyriens, les innombrables dieux solaires dont la notion nous est parvenue demeurent pour les générations présentes la marque du lointain souci de leurs ancêtres.

Ceux-ci ont-ils seulement vu dans le soleil le générateur de la vie et le grand dispensateur de la chaleur vivifiante, de la rassurante lumière du jour, ou bien connaissaient-ils ses vertus thérapeutiques?

Les Chinois, depuis des siècles, préconisaient, dit-on, la lumière rouge dans le traitement de la variole.

Parmi les dieux solaires, plusieurs furent considérés comme guérisseurs : « Baal, dieu du soleil brûlant, de la force et dieu guérisseur; les frères Açvins, cochers du soleil levant, regardés par les Hindous comme guérissant les maux d'yeux, rendant la vigueur aux hommes impuissants, la vue aux aveugles, la jeunesse aux vieillards, la fraîcheur aux femmes fanées (1). »

Les Grecs pratiquaient *l'arénation*, c'est-à-dire qu'ils s'exposaient au soleil sur le sable, en des lieux appelés *arenaria* ou *héliosis*, situés généralement au bord de la mer.

---

(1) Voir *Times*, loc. cit.

Etait-ce dans un but thérapeutique? Il y a lieu de le croire : On a retrouvé, en effet, à Epidaure, dans le temple d'Esculape, une galerie exposée au sud, contiguë au dortoir des malades; d'autre part, certains écrits d'Hérodote prouvent d'une façon indiscutable que le bain de soleil était connu.

Hippocrate, Celse, Galien, Avicenne recommandent l'héliothérapie, soit contre les infections locales, soit contre l'affaiblissement et l'obésité.

La cure solaire fut connue des Romains. Le peuple adorait Sol, il lui bâtit un temple sur l'Aventin. Les médecins conseillaient l'héliothérapie dans la plupart des affections externes et quelques affections internes.

Il exista de bonne heure, assure Rivier (1), des stations climatériques d'héliothérapie, marines ou montagneuses. Les Arabes utilisaient dans certains cas la photothérapie. Pline l'Ancien avait utilisé comme cautère une boule de cristal recevant les rayons du soleil. Thomas Fiénus, Le Cat, utilisèrent ce mode thérapeutique. En 1735, celui-ci guérissait par le verre ardent des ulcères carcinomateux des lèvres, tentative renouvelée avec succès par Faure en 1774 (mémoires de l'Académie royale de Chirurgie), par de la Peyre et Lecomte qui, en 1776, firent à la Société royale de Médecine une communication sur ce sujet.

Langenbeck préconisait l'emploi de la lentille pour cautériser quelques affections de l'œil.

En 1799, le travail de Bertrant : *Essai touchant l'influence de la lumière sur les êtres organisés, sur l'at-*

mosphère et sur différents corps chimiques, marque une phase nouvelle de la luminothérapie.

Villet, en 1800, rapportait avoir guéri plusieurs cas d'ascite en exposant les malades au soleil pendant plusieurs heures chaque jour.

Lœbel, au début du siècle dernier attribue les effets thérapeutiques de la lumière solaire à l'action combinée des radiations thermiques et chimiques. Edwards expérimente sur les animaux. Hufeland, dans son *Traité sur la prolongation de la vie* reconnait la valeur de la lumière solaire.

Rikli, un empirique, installe dans les montagnes, non loin de Trieste, un institut situé à 800 mètres d'altitude, dans lequel il fait pratiquer des bains de soleil, et les succès de sa méthode forcent l'attention médicale.

Cauvin en 1815, Girard en 1818, Lachaise en 1820, de Hauterive en 1828, de Bonnet en 1840, Cloquet en 1856, étudient successivement l'action biologique et thérapeutique de la lumière.

Chélius exposait au soleil de Heidelberg, en 1840, les plaies torpides de ses blessés et de ses opérés.

Turk publie, en 1850, une étude sur les bains d'air. Kellog dit avoir utilisé l'héliothérapie pendant 20 ans dans le Michigan.

Sneguireff à Moscou, en 1882, adapte la cure solaire à la pratique gynécologique.

Emmet recommande l'emploi du soleil dans le traitement de l'anémie.

La fin du dix-neuvième siècle fut marquée par une série de travaux scientifiques.

En 1886 Dordnes, en 1887 Duclaux, puis Arloing et Roux étudient l'action de la lumière sur les microorganismes; sur ce sujet paraît, en 1889, la thèse d'Onimus; Von Stein, de Moscou, démontre, en 1890, l'action analgésique de la lumière; il fut suivi par Ewald, de Kolomna, qui applique le même traitement à diverses affections nerveuses.

Hammer admet, en 1891, le rôle exclusif des radiations ultra-violettes du spectre dans le développement de l'érythème solaire.

Charcot, en 1859, Widmark, en 1889, avaient émis déjà cette hypothèse; Finsen et son école, dès 1893, donnent à l'étude de l'action de la lumière une impulsion considérable. Mais Finsen, n'ayant trop souvent à sa disposition qu'un soleil pâle, se tourna vers la lumière artificielle, créant ainsi la photothérapie qui devait, dans bien des cas, se substituer à l'héliothérapie.

Dès ce moment, une foule de travaux se succèdent. Ollier, Poncet et ses élèves cultivent en France l'héliothérapie. Rollier, à Leysin, publie d'innombrables travaux sur le même sujet.

Dès 1893, l'appareil photothérapique de Finsen est modifié en France par Trouvé et Foveau de Courmelles.

On note divers modèles voisins, ceux de Lortet et Genoud, Schall, Leduc, Bang, Broca et Chatin, puis celui de Finsen-Reyn, simplification nouvelle du modèle primitif.

Foveau de Courmelles, en 1893, indique la lumière artificielle projetée sur la tête comme traitement de la neurasthénie. Un peu plus tard, il utilise pour le traitement des névroses les bains de lumière artificielle (caisse pavoisée de lampes électriques, d'où la tête est seule dégagée). Divers modèles d'appareils du même genre voient le jour presque simultanément, tel celui d'Italo Torta (1). Kessler (2), étudiant l'action de l'*Electro-photothérapie* sur la douleur, les extravasats sanguins, les exsudats articulaires, les affections cutanées, voit la douleur diminuer et disparaître, les extravasats sanguins et les exsudats articulaires se résorber, les éruptions eczémateuses s'améliorer. Là est l'origine d'une méthode sur laquelle nous insisterons, actuellement dénommée thermoluminothérapie, dont l'appareil de Delherm et Laquerrière rend l'application particulièrement aisée.

Chaleur.

Hippocrate en vanta les bienfaits : l'aphorisme 22me contient toute la thérapeutique par la chaleur.

L'étuve sèche (bain sec gazeux, hypocaustium, sudatorium, laconicum) était très usité dans l'antiquité.

(1) Congrès de Berne 1902.
(2) Voir Archives de Thérapeutique 1903 p. 330.

Chez les anciens Egyptiens, l'étuve humide avait un but de prophylaxie, de plaisir et de délassement.

Les Romains accueillirent avec enthousiasme les bains orientaux. On en comptait à Rome 855 publics, tous lieux de débauche.

Les bains de sables furent également préconisés par Celse, Dioscoride et Galien.

Ambroise Paré eut souvent recours à la chaleur; il employait pour guérir certaines plaies « les vertus de quelques fers échauffés au feu ».

Plus tard, Faure (de Lyon) proposait dans le traitement des ulcères l'emploi du « Charbon ardent » (1840). Nous avons déjà cité les « verres ardents » de La Peyre, qui datent de la même époque.

L'incubateur de Guyot ou Guillot, le réchaud à main de Le Fort, les briques de Verneuil (1890) eurent tour à tour leur vogue et leur heure de célébrité.

En 1847, A. Richet consacre sa thèse d'agrégation au sujet suivant : « De l'emploi du froid et de la chaleur dans le traitement des affections chirurgicales. »

Lasègue vante la chaleur : « De tous temps, dit-il dans ses cliniques, les applications chaudes, sèches, vaporisées, humides, ont été un de nos moyens les plus puissants contre les affections rhumatismales... Aucune médication balnéaire méthodique ne peut être opposée au rhumatisme noueux, si on n'y fait pas entrer en premier chef la température. »

En 1894, paraît le premier appareil producteur d'air chaud; il est dû à Vorstader, médecin à Bialystock (Rus-

sie). Bientôt Klapp et Bier inventent divers appareils
qu'ils appliquent à un grand nombre d'affections médicales et chirurgicales (1900).

Tandis qu'ils usaient de boîtes et d'étuves, apparais-
sait la douche d'air chaud. Hollander, en 1895, l'applique au traitement du lupus. En 1897, Naralamb traite
ainsi le chancre mou. En 1898, Féliset préconise le
flambage des plaies au moyen de la flamme d'un cha-
lumeau dont la température atteint 1600°.

La même année Jayle, inventeur d'un appareil simple, soumet à l'air chaud les cancroïdes cutanés et d'autres affections.

Dagail traite l'ozène par l'air chaud.

Dès 1889, Bourgeois (de Reims) traite par l'air surchauffé des ulcères cornéens.

Les oto-rhino-laryngologistes, Lermoyez et Leicht-
witz l'utilisent dans les sinusites, rhinites et otites
moyennes (1900); Ulmann dans le traitement des ulcérations syphilitiques, des adénites suppurées (1901).

L'appareil de Tallerman, utilisé en Angleterre, dès
1893, fait son apparition en France en 1895. Il fut
suivi de divers autres modèles (Ménestrel, Rocher, etc.).

En 1907, Bonamy, Marot et Vignat utilisent l'air
chaud dans le traitement des gangrènes diabétiques.

En 1908, Laquerrière et Dausset recommandent la
méthode dans le pansement des plaies suppurantes;
Dausset dans le traitement les maux perforants; Chantemesse, des péritonites aiguës.

En 1909, Bensaude guérit par elles des maladies de

Raynaud rebelles à toute thérapeutique, Iselin des in-
flammations purulentes aiguës, Ménetrel et Ricard des
nœvi pigmentaires de la face.

En 1910, Broca a de bons résultats dans le traitement
des angiomes. La même année, Dieulafoy insiste sur
le traitement par cette méthode des gangrènes diabétiques et des arthrites blennorrhagiques. Le Fur intro-
duit la méthode en urologie en 1910. Daussel, Ravaut,
Jayle, Duret, Miramond de Laroquette préconisent successivement ou simultanément l'emploi de l'air chaud
dans le traitement de diverses affections; Quénu, Hart-
mann l'utilisent dans la stérilisation des régions à opérer ou des cavités osseuses. La chaleur n'est pas toujours obtenue par l'air. Outre la chaleur humide
(hydrothérapie, bains de vapeur, etc.), on utilise la
chaleur lumineuse, dont nous nous sommes occupé
déjà, ainsi que la chaleur obscure produite par les
courants électriques.

Action bactéricide de la chaleur et de la lumière

L'étude de l'action pathogène des deux agents qui
nous occupent se trouve, nous semble-t-il, reliée par
une transition toute naturelle à l'examen de leur action
physiologique et thérapeutique. Cette transition, c'est
le rapide coup d'œil que nous jetterons sur les propriétés microbicides qu'ils possèdent tous deux à un haut
degré. Des températures inoffensives pour l'homme

tuent divers microbes pathogènes; une lumière vivifiante, bienfaisante pour l'organisme humain, s'oppose
au dévelopement de microorganismes essentiellement
funestes,

Ces constatations sont anciennes déjà et de connaissance courante. Aussi n'insisterons-nous pas sur le
détail des faits qui les érigent en loi. Ce serait, d'ailleurs,
sortir du cadre de cette méthode.

Chaleur. — Rappelons que les staphylocoques sont
tués au bout de dix minutes à + 6o°; que le bacille
de Ducrey est détruit à 3o°, 4o°, 41°; qu'un chauffage
de dix minutes à + 48° tue les cultures en bouillon
de bacille diphtérique.

D'autres bacilles sont tués dans des conditions voi-
sines. Citons encore le bacille tétanique, détruit par un
chauffage de six heures à + 8o°.

Rappelons enfin que le bacille de Koch ne résiste à
une température sèche de + 1oo° que pendant 2 à 3
heures.

Lumière. — Après que Spallanzani (1700) et Schmarda
(1865) eurent constaté l'influence nocive de la lumière
solaire sur le développement des microorganismes,
Downes et Blunt démontrèrent que le soleil était nocif
par ses radiations lumineuses et non par ses radiations
calorifiques.

En 1890, Koch prouve l'action microbicide de la lumière sur le bacille de la tuberculose.

Des constatations identiques furent faites à propos

de bacille d'Eberth (Janowsky (1891), Geissler, Buchner et Krause, près du vibron cholérique et du bacterium coli (Buchner). De nouvelles recherches ultérieures sont venues confirmer l'action bactéricide de la lumière, tant « naturelle » que « artificielle ».

Essayant d'expliquer le mécanisme de cette action, on a admis la formation d'eau oxygénée, d'acide formique, une modification de la réaction du liquide.

On avait constaté la diminution de virulence après une certaine durée d'exposition à la lumière. On admit pour expliquer ce fait l'atténuation de la toxine par l'eau oxygénée néo-formée. Ces hypothèses peuvent être utiles à connaître si l'on essaye d'interpréter l'action thérapeutique de la lumière sur l'organisme humain. Nous n'en sommes pas là. Etudions d'abord ses effets physiologiques.

Action physiologique de la chaleur et de la lumière

Lumière

Nous avons noté l'érythème léger qui précède le coup de soleil. Il est d'expérience courante que sa disparition est souvent suivie d'une pigmentation plus ou moins intense et plus ou moins persistante. L'exposition répétée aux rayons solaires a aussi pour effet l'apparition de cette pigmentation dont certains font un processus de *défense*, d'autres un processus d'*adaptation*.

Il s'agit, au fond, de la même chose et nous ne discuterons pas. Plus intéressante est l'hypothèse qui prête à ce pigment un rôle de transformation qu'il faudrait, à notre avis, concevoir aussi dans le sens de régulation.

Cette pigmentation doit avoir pour effet la plus par-
faite utilisation par l'organisme de l'énergie qu'il reçoit.
Ce sont les rayons les plus proches de l'ultra-violet qui
possèdent au maximum l'action pigmentatrice; le fait
est démontré.

En dehors de cet effet banal, la lumière solaire amène
dans l'organisme des modifications que nous passerons
maintenant en revue.

Nous envisagerons successivement ses effets sur :

La température;

La respiration et les échanges;

Le sang et la circulation;

Les sécrétions;

La force musculaire;

L'état psychique.

Température. — Bilow soutient que la température
du corps exposé au soleil s'élève dans l'aisselle et sur
la peau, s'abaisse dans le rectum.

Rolier, au contraire, estime que la température rectale ne subit aucune élévation. Les recherches de Aimes ont montré à cet auteur que la température axil-
laire subit des modifications variables : « Elle peut ne
pas varier. Et, dans un nombre à peu près égal de fois,
elle s'élève ou s'abaisse d'environ trois dixièmes. Nous
l'avons vue, chez un sujet sain, s'abaisser de dix dixièmes de degré. » Aimes trouve, par contre, la température rectale constamment élevée de deux dixièmes au
minimum.

Il a observé plus de six dixièmes.

Respiration. Echanges. — La respiration s'accélère d'abord légèrement. Il y a un accroissement de six à huit, parfois dix mouvements respiratoires, puis le régime demeure stationnaire (Rilow-Aimes). Fubini et Ronchi ont vu la quantité d'acide carbonique exhalé s'accroître pendant l'exposition au soleil.

Zuntz a observé une diminution du nombre des respirations avec croissance parallèle de leur profondeur. Le volume d'air inspiré était peu abaissé ainsi que la tension alvéolaire de CO^2; la consommation d'oxygène s'élevait dans de faibles proportions. Bouchard a signalé l'accroissement des échanges lorsque l'organisme passe de la nuit à la lumière du jour.

Moleschott estime que la quantité d'acide carbonique formé s'accroît de 15 %.

Sang et circulation. — Rilow estime que le pouls se maintient bien plein pendant le bain de soleil, mais descend après l'insolation. Aimes note l'accélération rapide et sensible des contraction cardiaques (après dix minutes) et l'explique par la vaso-dilatation cutanée que produit le bain de soleil.

Rilow déclare que la pression sanguine s'élève *après* le bain.

Rollier, nous dit Aimes, avait déjà indiqué que *durant* le bain, la tension artérielle diminue. Ce dernier auteur a fait des constatations analogues. Remarquons en passant qu'il n'y a pas contradiction entre ces deux dernières opinions et la précédente.

Revillet et Rollier ont constaté l'augmentation du nombre des hématies, l'augmentation du taux de l'hémoglobine.

Sécrétions. — Malgat affirme que l'urine est sécrétée avec une facilité plus grande. Bouchard a trouvé l'urine du jour toxique et narcotique, l'urine de la nuit moins toxique et convulsivante.

« La puissance sécrétoire et éliminatrice de la peau est accrue, ce qui donne à la cure solaire une efficacité plus grande encore, à cause du rôle puissant joué par le revêtement cutané qui, par son étendue, est un auxiliaire puissant des viscères éliminateurs : foie, poumons, reins. » (Aimes.)

Force musculaire. — Certains auteurs (Rilow) la considèrent comme pouvant être légèrement augmentée.

État psychique. — Depuis longtemps, on a consacré des études importantes à l'action des lumières colorées. On a dès longtemps relaté les faits curieux observés dans les usines Lumière où l'on vit un jour les femmes se précipiter sur les hommes comme des furies tant leur surexcitation était grande. La guerre continua dès ce moment jusqu'au jour... où l'on remplaça par des verres bleus les verres rouges qui éclairaient la salle. L'action sédative de la lumière bleue paraît incontestable, au moins chez les sujets normaux. Donza et Fo-

veau l'ont quelquefois vue exagérer la douleur chez
certains névropathes. Peut-être s'agissait-il d'un caprice
commun chez ce genre de malades : le désir de contra-
rier. Nogier a étudié aussi l'action de la lumière sur
l'idéation. Il signale, comme Rikli, comme Revillet,
comme tous les auteurs qui s'occupent d'héliothérapie,
l'euphorie particulière qui suit les bains de soleil.

Chaleur

Nous allons, d'après Dausset (1), envisager successivement les effets physiologiques de la chaleur :

Sur la peau;
Sur la circulation;
Sur la respiration;
Sur le système nerveux;
Sur la température.

Rappelons qu'en thermothérapie, le chaud et le froid
ont pour limites la température normale du corps humain (37°).

Peau. — Rougeur dont l'intensité varie suivant le
degré thermique employé et la durée de l'application.

_____

(1) Dausset, *La chaleur et le froid en thérapeutique* (actualités
médicales).

Le phénomène de la *chair de poule* avec vaso-cons-triction survient quand l'application de la chaleur est brusque ou intense (excitation forte) et n'apparaît pas si l'application est progressive. La sudation et l'évaporation apparaissent bientôt.

L'épiderme ne supporte guère sans brûlure une température croissante plus élevée que 50°.

L'augmentation de la température cutanée peut aller jusqu'à 2°.

Après la cessation de l'application, la peau reprend *lentement*, sans à-coups, son aspect normal, si l'on ne l'expose pas au froid.

Circulation. — Vaso-dilatation périphérique. Le sang plus froid que le milieu ambiant, passe avec plus de rapidité dans les vaisseaux cutanés; il y passe aussi en plus grande quantité. Nous avons déjà constaté ce phénomène de lutte contre la chaleur. L'organisme accumule de la chaleur. Le rayonnement est augmenté en espace libre. Décongestion profonde par effet hydrostatique. Le sang va se refroidir dans la profondeur. Le tonus vasculaire est bientôt diminué. Au début, les contractions cardiaques sont facilitées et amplifiées à cause de la vaso-dilatation périphérique. Après, le cœur bat plus vite, les pulsations sont très augmentées de nombre; la vaso-dilatation étant généralisée, la capacité de tout le système circulatoire est augmentée; la quantité de sang ne variant pas, diminuant plutôt, le cœur doit remplir les vaisseaux en multipliant le nombre de ses battements.

Le pouls bat à 120, 130 et plus après un certain temps d'applications chaudes générales et *même locales*. Il peut diminuer et disparaître, même si la température monte trop haut.

La tension artérielle, modifiée dans des sens divers suivant les malades, est le plus souvent abaissée. Le nombre des leucocytes diminue. Ludka a constaté que le surchauffage accélère dans le sang la formation des anticorps et augmente le pouvoir agglutinant qui, pour le même sujet et une même affection passe de *1* pour 80 à *1* pour 160.

La viscosité sanguine diminue, mais augmente s'il y a sudation. L'alcalinité du sang diminue. L'absorption de la lymphe augmente.

Une température voisine de celle de l'animal, ou un peu supérieure produit une exagération de la contractilité du protoplasma dans les leucocytes, sous forme de mouvements amiboïdes. Après l'exposition, on observe un retour lent et progressif à la normale.

Le corps peut conserver une partie de la chaleur accumulée et perd le reste par rayonnement.

Effet calmant et déprimant en application longues.

Effet tonique en applications très courtes.

La chaleur a une action rééducatrice pour l'élasticité du muscle cardiaque (Blanchi et Félix Regnard).

Respiration. — L'exposition du corps entier à une chaleur au-dessus du 37° active les mouvements respiratoires; ils deviennent plus superficiels, il se produit de la polypnée thermique. Si la température est excessive, les mouvements respiratoires diminuent.

L'évaporation pulmonaire est accrue; l'eau arrive aux poumons et, en s'évaporant, absorbe une grande quantité de calories.

La dyspnée est due à une action réflexe exercée par le sang chauffé sur le centre respiratoire.

Augmentation énorme de consommation d'oxygène et élimination de CO_2.

L'action varie suivant le degré de chaleur. A 37°, indifférence. A 44° activation respiratoire. Elle varie aussi avec chaque individu et avec les procédés employés (air chaud, lumière, etc.). Le nombre des respirations est plus élevé à un bain chaud de 60°.

Système nerveux. — Il y aurait, d'après Wintermitz, des nerfs conducteurs de la chaleur.

Effet analgésiant à température modérée et surtout avec les procédés qui n'ont pas d'action mécanique (air chaud); action spéciale sur la douleur spontanée, mais ne supprime pas la douleur au contact; on ne pourrait faire, par exemple, d'incision au bistouri; au contraire, il se produit parfois de l'hyperesthésie cutanée au contact.

Le mécanisme de cette analgésie est peu connu.

Il ne faut pas oublier que les applications thermiques ont surtout une action réflexe.

A l'excitation faible et moyenne correspond la sédation.

Après une excitation forte, il survient souvent de la
douleur.

Les applications longues et répétées sont déprimantes
et suppriment les réflexes de réaction.

Action réflexe très nette sur le cœur par excitation
des terminaisons des nerfs centripètes du sens de la chaleur dans la peau (l'augmentation du pouls est est la
preuve).

Température. — Les applications générales de chaleur font augmenter la température périphérique et la
température centrale de o à 1°. Cette température
s'abaisse ensuite lentement par exagération du rayonnement.

Les applications locales n'ont que peu d'influence
sur la température centrale si elles ont une durée
moyenne. Les hyperthermies ne sont pas une contre
indication aux applications chaudes.

Généralités thérapeuthiques

Chaleur

A côté de diverses propriétés que nous aurons l'occasion d'indiquer plus ou moins sommairement et qui
appartiennent en propre à telle ou telle méthode ther-
mothérapique, la chaleur possède un certain nombre

d'effets thérapeutiques constants bien connus : 1° Analgésie; 2° action bactéricide; 3° régénération.

Analgésie. — Bier, Ritter, Schleich, Brun, Unverricht, Dausset ont particulièrement insisté sur cette propriété de la chaleur. Cette sédation n'est pas seulement obtenue dans les névralgies, mais aussi dans les cas d'arthrites, rhumatismes, douleurs abdominales, etc. (Dausset).

L'action analgésiante serait due, pour Bier, à l'entraînement dans la circulation de substances toxiques agissant sur les extrémités nerveuses.

Chrétien invoque les modifications de l'état moléculaire du tronc nerveux et de ses terminaisons.

D'autres hypothèses ont été émises, qui paraissent également discutables.

L'analgésie due à la chaleur est plus ou moins forte suivant le degré, la durée d'application, le véhicule utilisé, suivant aussi que l'on supprime ou non l'action mécanique.

Degré. — Il faut que la température ne dépasse pas les limites supportables sans dommage pour les tissus. La température optimum paraît varier entre 40° et 150°, selon qu'on utilise l'eau, l'air, l'électricité ou les corps solides.

Durée. — Les séances seront aussi longues que possible, mais en général l'anesthésie est obtenue très rapidement en quelques minutes (air chaud, diathermie), et l'on a parfois intérêt à faire des séances très courtes, si le système nerveux du sujet est facilement irritable (Dausset).

C'est la diathermie, c'est ensuite l'air chaud, qui paraissent avoir la plus grande puissance d'analgésie; *l'air chaud* en douche paraît supérieur (Perier).

La suppression des sensations tactiles serait des plus importantes pour obtenir l'analgésie. Taylor a insisté sur ce fait et montré qu'il est des névralgies qui, exacerbées par un courant d'air chaud assez violent, cèdent très rapidement à un courant aussi faible que possible, ainsi qu'à une température modérée.

L'analgésie n'est pas seulement agréable au malade; elle est utile pour obtenir la guérison, « car il y a des contractures qui sont calmées par la chaleur et la mobilisation des articulations devient beaucoup plus facile (Dausset).

Action bactéricide. — Nous avons vu, dans un précédent paragraphe, que des températures supportables par le corps humain sont nettement microbicides. Il nous faut insister maintenant sur les effets nettement microbicides de la thermothérapie sur des microorganismes qui, en culture ne seraient point altérés dans leur vitalité par les températures utilisées. C'est ce qui fait distinguer à certains auteurs l'action bactéricide indirecte de l'action bactéricide directe.

Il était arrivé souvent à Guyot, qui utilisait simplement des températures de 36° à 40° d'obtenir des résultats inverses de ceux qu'il cherchait, dans les suppurations locales, les plaies. Il favorsiait la pullulation microbienne.

Il est nécessaire, pour obtenir l'action microbienne directe d'employer des températures supérieures à 50°.

La chaleur peut-elle atteindre les microbes situés dans la profondeur, par application sur des tissus intacts et peut-elle amener la destruction de bacilles relativement thermo-résistants?

Wessely admet que dans de telles conditions, les agents pathogènes peuvent être détruits ou fortement atténués. Il propose de joindre le traitement hyperhémiant par la chaleur à la sérothérapie pour attirer les corps immunisants en plus grande quantité dans le foyer morbide.

Ce n'est donc que par les anticorps que la chaleur serait bactéricide en profondeur; cette opinion est partagée par Bier, Ulmann et nombre d'auteurs.

Régénération. — La chaleur accélère l'accroissement des tissus en voie de développement, la cicatrisation des plaies, la régénération cellulaire.

Elle favorise les néo-formations osseuses (fractures), la prolifération des revêtements épithéliaux (plaies, chancres, etc.). Les poils et les ongles croissent plus rapidement. On a signalé des agrandissements de segments de membres, mais seuls croissent les organes de soutien (Dausset).

Lumière

La plus grande partie des effets que nous avons reconnus à la seule chaleur, la lumière solaire les produit : Elle est bactéricide, elle est analgésiante. Elle accroît les échanges; elle est résolutrice; elle est douée d'une action éliminatrice.

Action microbicide. — Miramond de Laroquette ne croit pas à une action bactéricide directe. Les microbes, dit-il, sont trop bien protégés dans la profondeur des tissus pour être détruits par les radiations chimiques. La lumière agit par l'excitation des moyens de défenses physiologiques.

Au contraire beaucoup d'auteurs considèrent comme probable l'affaiblissement direct de la vitalité du microbe, voire sa destruction.

Rollier a signalé la rareté des infections cutanées chez les insolés; jamais d'acné, jamais de furoncles. Il proclame la résistance particulière du tégument pigmenté : une épidémie de varicelle laisse indemne les malades bronzés; l'éruption chez les porteurs d'appareils plâtrés s'arrête au bord de la zone pigmentée.

Piazza, Kitasato, Viallard et Vincent, Dieudonné, ont étudié l'atténuation des toxines sous l'influence de la lumière. L'organisme réconforté lutte donc avec plus d'aisance contre les anticorps moins dangereux.

Action analgésiante. — La disparition de la douleur est le premier symptôme que constatent les malades isolés. Des coxalgies, des maux de Pott, des arthrites diverses, présentant des contractures douloureuses à peine améliorées par l'immobilisation, soulagés comme par une application de pointes de feu. Au bout de quelque temps, la disparition de la douleur est complète. » (Rollier).

Cette opinion est partagée par la plupart des auteurs; Aimes n'a trouvé cette règle en défaut que dans un cas de vaste brûlure, pour laquelle l'insolation s'accompagnait de douleur au début de la cure.

Accroissement des échanges. — L'énergie rayonnante est emmagasinée et transformée par le protoplasma. Telle est l'opinion émise par Miramont de Laroquette. Dans ce terme « protoplasma », il est nécessaire de comprendre non seulement le protoplasma fixe, mais encontre le protoplasma circulant, ou tout au moins d'admettre que l'énergie recueillie en un point est, après transformation, transportée dans divers points de l'organisme. Il y a tout lieu de penser que cette généralisation s'opère à la fois par la voie nerveuse et par la voie humorale.

Faut-il, avec Revillet et Miramont de la Roquette accorder aux rayons calorifiques la meilleure part dans cette action vivifiante?

L'opinion que nous avons recueillie de nos lectures et de quelques constatations personnelles est conforme à celle de Aimes, qui attribue une large partie de ces bienfaits aux radiations chimiques du spectre.

Action résolutrice. — Quinke a observé, en plus de la diapedèse une prolification des cellules conjonctives.

Est-ce une raison d'attribuer à la lumière solaire une
action sclérogène? Il nous semble que ce terme, employé par certains auteurs, est impropre, malgré les
propriétés cicatrisantes de la lumière solaire. Par contre,
pour toutes les raisons que nous avons déjà énumérées
(hyperthermie, hyperphagocytose, action bactéricide
directe et indirecte..., etc.), la lumière solaire mérite
vraiment l'épithète de résolutrice, car elle amène la ré-
solution des exsudats, la disparition des infiltrations
séreuses, des œdèmes, des fongosités articulaire, etc.

Rollier a signalé la disparition de symptômes récidi-
vant après opération chirurgicale, la disparition d'an-
kyloses; Franzini a montré que le soleil empêchait la
transformation fibreuse des fongosités articulaires.

Action éliminatrice. — Rollier, et, après lui, plusieurs auteurs, Franzoni, Aimes ont signalé l'élimination spontanée de séquestres, de ganglions tuberculeux.

La majeure partie des phénomènes observés à l'occasion d'héliothérapie ont été retrouvés dans l'étude des
applications de la lumière artificielle.

A l'heure actuelle, il semble indiscutable que, dans
des cas déterminés, la thermoluminothérapie, doit remplacer avantageusement non seulement la thermothérapie obscure, mais même l'héliothérapie. A la première,
elle apporte en complément l'action lumineuse avec son
immense bagage d'effets thérapeutiques. Elle a sur la
deuxième la prééminence que lui confère une beaucoup
plus haute échelle thermique.

Aussi insisterons-nous sur ce procédé nouveau que des appareils récemment conçus ont rendu d'usage pratique... partout où l'on a à sa disposition l'énergie électrique.

CHAPITRE III

Thérapeutique appliquée

**Méthodes et appareils. — Thermothérapie. — Héliothé-
rapie. — Thermoluminothérapie. — Indications et contre-
indications.**

Le chapitre précédent, de par l'extension que nous
lui avons donnée, nous permettra de glisser rapidement sur bien des points que nous devons, maintenant,
envisager. Il nous autorise, croyons-nous, à sélection-
ner les méthodes suivant le point de vue spécial auquel
nous nous plaçons, sans qu'on puisse nous adresser le
reproche d'avoir laissé dans l'ombre des procédés fort
dignes d'attention. Nous le disons expressément : la
majeure partie des méthodes employées jusqu'à ce
jour, dans la zone physiothérapique explorée ici, ont
leurs indications spéciales, répondent à certains cas,
à certaines conditions de milieu.

Le rôle du praticien est de savoir choisir celle qu'il
considère comme la moins dangereuse, la plus efficace,

la plus commode. Notre premier chapitre le met en garde, lui impose le souci de prudence; notre chapitre III l'aidera, espérons-nous, à agir rapidement, au mieux des intérêts de son patient, ce qui veut dire aussi au mieux de ses intérêts.

Nous allons successivement passer en revue les applications de la chaleur, de la lumière solaire, de la lumière artificielle.

Chaleur

Nous ne saurions, même très brièvement, signaler *tous* les modes d'applications de la chaleur, *toutes* les méthodes, *tous* les appareils successivement utilisés depuis les premiers âges de la thermothérapie.

Nous ne nous occuperons pas de la chaleur humide, qui occupa de tous temps, une si large place en thérapeutique et constitue, au sein de la thermothérapie, une branche spéciale « l'hydrothérapie ». Nous y comprenons les bains de vapeur, les bains de boue,

Nous n'aurons donc en vue, pour l'instant, que la chaleur sèche et *obscure*, la chaleur lumineuse devant constituer la matière de considérations ultérieures.

La chaleur sèche et obscure peut être obtenue :

1° A l'aide de corps solides;

3° A l'aide de courants électriques.

2° A l'aide de l'air;

Chaleur sèche par corps solides. — Le sable, mauvais conducteur de la chaleur, permet de supporter des températures élevées. Les anciens en ont fait usage. L'arénation, dont nous avons parlé plus haut à propos d'héliothérapie, avait aussi pour but d'obtenir la chaleur par le sable, dans lequel on s'enfonçait, au bord de la mer.

On utilise le sable en *bains complets*, dans des baignoires en bois, à l'hôpital Virchow, à Berlin, où le sable est chauffé à l'aide d'un appareil spécial.

On l'utilise en bains locaux (appareil de Gross), en compresses, sous forme de *douche*.

La température utilisée varie de 20° à 60°. Cette chaleur est stable, persistante.

Courtes, les applications en sont toniques et excitantes; longues, elles sont résolutives (Dausset).

Certaines *cires*, *résines* et *paraffines* ont été utilisées depuis quelques années, en applications habituellement locales. L'*ambrine* de Sandfort est un mélange de paraffine et de résine, d'usage commode, dont la température et la consistance se trouvent accrues par les couches légères de coton hydrophile que l'on intercale.

Disons, ici, un mot des tissus *électriques chauffants*, qui agissent de manière analogue. Il s'agit de résistances en fils de platine, enfermés dans des doubles de toile. L'échauffement peut être réglé par un rhéostat, ce qui constitue un sérieux avantage.

Chaleur sèche par l'air. — *Aérothermothérapie* (1).
— On utilise, suivant les besoins et les lieux :

1° Le bain général d'air chaud;

2° Le bain local d'air chaud;

3° La douche d'air chaud.

Bain général. — Chez les Romains, l'étuve sèche précédait l'étuve humide. Le *bain turc* commence encore par le passage à l'étuve sèche. Le *bain Russe* est une combinaison des deux précédents : chaleur sèche et chaleur humide se succèdent dans la même salle. Le premier temps du *hammam* actuel est le séjour dans une salle d'air chaud à 60°, 70°, 80°.

Dans des établissements spéciaux, on utilise encore des fours résineux, où l'air sec et chaud est saturé d'émanations balsamiques et résineuses du pin Mugho. On emploie, ailleurs, l'étuve avec caisse, où, l'air ne se renouvelant pas, la sudation est très rapide.

Mais, ces méthodes nous intéressent moins que celles permettant au malade d'user chez soi, des bains d'air chaud.

On peut, en effet, donner un bain complet d'air

---

(1) Cette question est remarquablement mise au point dans le Livre de Dausset (actualités médicales) et parfaitement résumée dans la Revue Générale de Rozies et Arrivat (Progrès médical, 1er Mars 1913).

chaud *au lit même du malade*, par un tuyau de tôle, dont la branche horizontale pénètre dans le lit entre les jambes du malade, ou à côté, dont la branche verticale se trouve hors du lit et se termine par un entonnoir au-dessous duquel brûle une lampe à alcool.

Il est aussi un dispositif facile à réaliser, permettant d'obtenir la sudation thermo-résineuse (Dubois de Saujon). Un fauteuil en bois, dont le fond est percé de trous; au-dessous, l'appareil à recevoir les copeaux de pins Mugho. Au-dessous, une forte lampe à alcool.

Deux traverses de bois venant en avant des épaules empêcheront les couvertures de toucher le malade en haut. Sur les côtés, il sera protégé par des supports.

On peut ainsi obtenir 50°, 60° et même 70°.

Bain local. — Le maximum d'effet sera obtenu avec l'appareil donant : 1° un air aussi chaud que possible;

2° De l'air également chaud dans les diverses parties de l'appareil;

3° De l'air qu'on renouvelle constamment et suffisamment vite pour entraîner l'eau de sudation.

Guyot fut le premier à utiliser la caisse à air chaud que Bier devait perfectionner dans sa forme et ses applications.

Une caisse de bois imbibée de silicate de potasse, pour éviter l'éclatement et l'incendie. Un orifice à la partie inférieure, muni d'un tuyau, pour permettre l'arrivée de l'air chaud, une ou plusieurs ouvertures latérales pour l'introduction du membre à traiter; des ouverturés à la partie supérieure, permettant la sortie de l'air et l'évaporation. Tel est le schéma. Protéger le membre par une planchette verticale qui oblige l'air à tourner. La chauffe, par le gaz ou l'alcool (cheminée de Quinke modifiée). Cette boîte peut rendre partout des services.

L'appareil de Tallerman est constitué par un cylindre de cuivre fermé, à une extrémité par une paroi de cuivre, présentant à l'autre un manchon imperméab'e par où passe le segment de corps à traiter. Recouvert d'amiante à l'intérieur. Percé de trous à la partie supérieure. On chauffe en dessous.

Il existe encore de multiples modèles.

Duray, Lamarque, Cahier, Chantemesse, Rochet, Delherm et Laquerrière, Daussel, en France; Krausse, Hibringer, Reither, Roth, Ulmann, Mirtl, en Allemagne ont conçu et fait réaliser des systèmes divers dont les plus récents se préoccupent d'obtenir le maximum de ventilation.

On a utilisé la chaleur par résistance électrique; on a combiné la lumière électrique et l'air chaud.

Les appareils où l'air demeure le plus sec, ce sont ceux où la température la plus élevée peut être supportée; néanmoins, l'air courant abaisse sensiblement le niveau des températures supportables.

Les effets obtenus sont différents avec les divers appareils. L'hyperthermie marbrée de l'appareil de Bier est bien moins rapide et moins intense que celle donnée par les appareils à air courant. « Les sensations étant aussi différentes, il est probable que les effets thérapeutiques sont variables avec chaque procédé. L'avenir précisera ce point. » (Daussel.)

La *technique* est simple : introduire le membre dans la boîte avant qu'elle soit trop chaude; le placer commodément. Sauf dans le Tallerman, le tenir découvert. Tâter la susceptibilité du malade. Prendre la précaution, chez les anémiques, de recouvrir la tête d'un linge humide. Arrêter la chauffe en cas de bouffées de chaleur pénible. Couvrir convenablement le malade.

Éteindre, sans enlever la boîte, pour permettre un retour progressif à la température normale.

La durée sera variable avec les appareils et les individus : demi-heure, une heure, deux heures.

Les dangers sont restreints. La brûlure menace les diabétiques, les névropathes qui présentent une diminution de sensibilité à la chaleur.

Les applications longues et étendues doivent faire prévoir la syncope cardiaque.

Douche d'air chaud. — Une douche d'air chaud se compose essentiellement : 1° d'une source d'air; 2° d'une source de chaleur; 3° d'un dispositif se terminant par des ajutages différents pour les multiples applications (hyperthermie, cautère).

Dans les grandes villes, on peut utiliser l'air comprimé des canalisations spéciales.

On peut se servir de bouteilles d'air comprimé. On emploie des trompes à eau, des souffleries à main, à manivelle ou à pédale.

On utilise enfin des ventilateurs, des pompes à air, mues par des moteurs électriques. Nous donnons ci-après un schéma d'appareil transportable, construit par la maison Gaiffe, en vue des traitements à domicile.

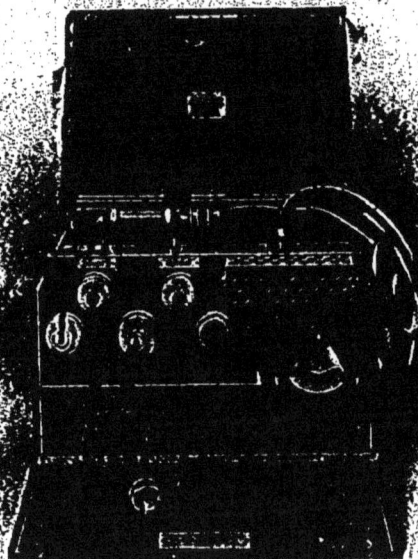

Les deux circuits (sonde et moteur), sont munis de conducteurs souples de grande longueur et sont séparés de façon à pouvoir être branchés sur deux prises de lampe éloignés, ne faisant pas partie, autant que possible, de la même salle, ce qui évitera le danger de fonte des plombs. L'installation comprend : le groupe moteur-pompe à vitesse variable et sa canalisation; le rhéostat de réglage de la sonde; les interrupteurs plombés; l'ampèremètre pour la mesure de l'intensité; la double canalisation électrique avec ses fiches.

Ce dispositif utilise l'électricité comme source de chaleur. L'électricité constitue, en effet, la source de chaleur la plus propre et la plus commode.

Les résistances électriques, constituées par du fil de platine très fin, enroulé en spirale sur de la terre réfractaire sont portées au rouge, et échauffent l'air qui vient les lécher avant de sortir par l'ajustage de la gaine qui isole les résistances.

Les divers appareils construits ne varient que par la forme et les dispositifs, plus ou moins ingénieux, qui le rendent plus pratiques.

Ils sont réglables à volonté; on peut aller de o° à 800°; ils peuvent donc servir de douche hyperhémiante et de cautère.

Nous ne retiendrons des types divers (Frey-Bromanuyet, Müller, type sécheur de cheveux, etc.) que le dernier appareil construit par la maison Gaiffe (le premier fut présenté à l'Académie de Médecine par Dieulafoy et porte le nom de ce maître).

Le nouvel appareil Gaiffe peut, partout, remplacer la sonde; il a l'avantage de pouvoir se *brancher sur une prise de lampe ordinaire;* dans ce cas, le réglage de la température se fera uniquement par la variation du débit d'air.

Cet appareil permet la douche à grand débit; il ne pèse que 350 grammes, c'est-à-dire peut être longtemps tenu sans fatigue; afin de pouvoir régler le débit d'air

et, par suite, la température, les ouvertures d'appel d'air
extérieur sont réglées par une bague moletée B, qu'il
suffit de tourner pour obtenir une variation très étendue.

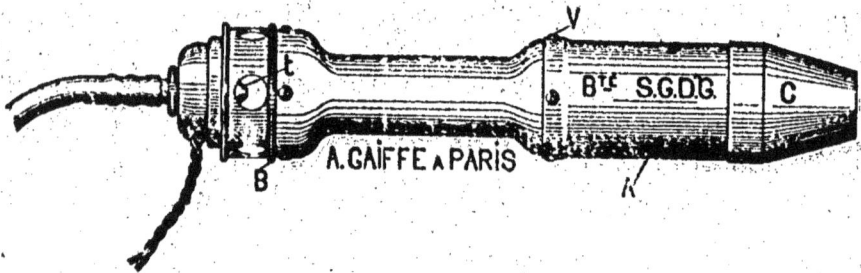

Le remplacement des résistances, en cas d'avarie,
peut être effectué en dévissant les vis V et en séparant
le corps A.

Là où manque l'électricité, on peut utiliser des appareils à gaz et à l'alcool. La source de chaleur est alors
destinée, soit à porter au rouge un serpentin dans lequel
circule de l'air qui s'échauffe par contact (Pruniet, Lermoyez, Mahu, Miramond de Laroquette), soit pour produire un mélange de gaz, de combustion et d'air (Daussel, Delsuc, Ménétrel).

Ces dispositifs se retrouvent avec quelques variantes
dans une nombre infini d'appareils. Citons encore ceux
de Hollender, Bruneau, Rovecourt, celui du docteur
Ménard; ceux, employés en laryngologie, de Ooks,
Beckes, Baratoux, Ferran, etc.

Nous n'insisterons pas sur les divers modèles de cau-
tères à gaz, alcool, cautère électriques.

La technique de la douche d'air chaud varie avec le degré de chaleur utilisé et la force de pression.

L'hyperthermie simple est obtenue par un sujet maintenu à 50°. Rapide et révulsive, elle nécessite le balayage avec 120°-150°. Réactive, elle suppose l'alternance avec la douche froide. La douche concentrée s'obtient par canalisation de l'air contre un obstacle.

La dissiccation et la cautérisation sont obtenues par l'augmentation de la température.

Le massage nécessite une pression de 3 à 5 kilogrammes.

Pratiquement on peut, suivant les besoins, employer tour à tour les diverses méthodes.

La douche à 50°, prolongée demi-heure à une heure; la douche mobile, c'est-à-dire le balayage, en cercles concentriques avec 100°-150°, sont les procédés les plus courants. Le malade, mieux que le thermomètre, indique ce qu'il peut supporter.

Bien qu'il ne soit, ici, question que de thermothérapie, nous ne pouvons passer sous silence les excellents effets obtenus par l'adjonction du massage et de la mobilisation à l'air chaud.

Le massage par douche d'air chaud est particulièrement efficace par sa douceur et la régularité de son action.

Thermothérapie électrique. — Nous avons signalé les tissus électriques; nous n'y reviendrons pas. S'agit-il bien de chaleur sèche, dans les procédés que nous allons étudier maintenant?

La question est de peu d'importance, nous ne saurions nous y arrêter.

Remarquons seulement que, dans les méthodes précédentes, il s'agissait de chaleur exogène, pénétrant, couche par couche les tissus, du dehors au dedans.

Ici, nous nous occupons de chaleur endogène, pénétrant à la fois tout le segment traité, ce qui a valu à la méthode les noms de transthermie, diathermie, thermo-pénétration.

Il s'agit de l'usage des courants de haute fréquence. Cette chaleur n'est pas transmise, elle est fabriquée par les molécules même du sujet, suivant la loi de Joule (Dausset).

Si intéressante que nous paraisse cette méthode, nous ne croyons pas pouvoir mieux faire que l'indiquer, en signaler en passant les applications. De par sa nature, elle rentre dans le domaine de la spécialité, si le praticien a intérêt à la connaître, c'est afin de savoir que, dans tel ou tel cas, il peut faire bénéficier son malade d'une thérapeutique, puissamment efficace, encore mal connue, mais qui paraît destinée à un grand avenir.

Lumière solaire (Héliothérapie). — L'insolation sera *directe*, c'est-à-dire sans interposition d'un corps quelconque, susceptible d'arrêter telle ou telle radiation du spectre, toutes ayant leur efficacité propre. Elle sera *totale*, car, aux effets locaux viendra ainsi s'ajouter l'action générale du soleil essentiellement bienfaisante.

Dans des cas très précis seulement, lorsqu'il s'agira de traiter une affection conjonctivale ou laryngée, l'héliothérapie sera partielle.

Confortablement installé sur un lit, une chaise-longue ou un brancard roulant, la tête soigneusement protégée, le corps absolument nu, ou seulement recouvert, au début, d'une légère gaze, le malade commencera ses séances par « l'insolation des extrémités » (Widmer), pour arriver en quatre à cinq jours à l'exposition totale, tête exceptée. Hensler ne pratique jamais l'insolation chez un sujet à jeun.

La majorité des auteurs conseillent de débuter par deux séances de cinq minutes. Le deuxième jour, on double la durée de l'exposition. Le troisième jour, on peut insoler le malade pendant trois séances de dix minutes (Aimes). Au bout d'une semaine, on peut se permettre deux séances de demi-heure.

Aimes estime que, si l'on se contente de l'héliothérapie régionale, on peut prolonger bien au delà de ces limites la durée de l'ensoleillement.

Le même auteur soutient qu'il faut, en été, interrompre la cure au moment du repas de midi. Les malades en ressentiraient un meilleur appétit.

S'agit-il d'insoler une portion de l'extrémité céphalique, Mayet recommande d'user d'un diaphragme en laine, peu perméable à la chaleur.

A condition de pratiquer une héliothérapie progressive, continue, totale et surveillée (Vignard et Jouf-

froy), les contre-indications absolues à la cure n'exis-
tent plus en dehors de tuberculose pulmonaire aiguë,
pleurale aiguë, ou d'affection générale fébrile indépen-
dante de l'affection indiquant l'héliothérapie.

Il n'est pas d'accidents à craindre avec les précautions
que nous venons d'indiquer.

Le coup de soleil, s'il se produit, sera traité par un
enveloppement humide, avec une solution aqueuse à
1/2 p. 100 d'acétate d'alumine, laissée deux heures,
suivie d'une application de poudre de talc (Aimes).

La réapparition de douleurs anciennes, la perte de
l'appétit, rencontrée quelquefois, au début de la cure,
cèdent rapidement pour faire place à un parfait bien-
être. Rarement, on a l'occasion d'observer (généralement, parce que la progression n'est pas assez lente) un
peu de lassitude générale suivie de céphalée et d'élévation thermique. Ces accidents se dissipent rapidement.

On le voit, la pratique de l'héliothérapie n'exige pas
un grand outillage; un lieu bien choisi, dans la cour,
au jardin, sur la terrasse, derrière la fenêtre *ouverte*,
sur la fenêtre même, comme nous l'avons vu pratiquer
dans un hôpital militaire, il n'en faut pas plus pour
obtenir les meilleurs résultats.

Lumière artificielle, chaleur lumineuse. — *Thermoluminothérapie.* — N'ayant pas l'intention de parler
longuement de la photothérapie, proprement dite, nous
nous contenterons de signaler l'appareil de M. le professeur Marie, qui assure une compression aussi par-

faite que possible et diminue, autant que possible, l'intensité de l'arc.

La chaleur lumineuse est obtenue au moyen d'appareils divers que nous avons eu déjà l'occasion de citer, mais dont la chaîne thermolumineuse de Delherm et Laquerre nous paraît, de beaucoup, le plus simple, le plus maniable, le plus pratique.

Partout où existe un courant électrique, une simple prise de lampe, il est utilisable. C'est l'appareil du praticien.

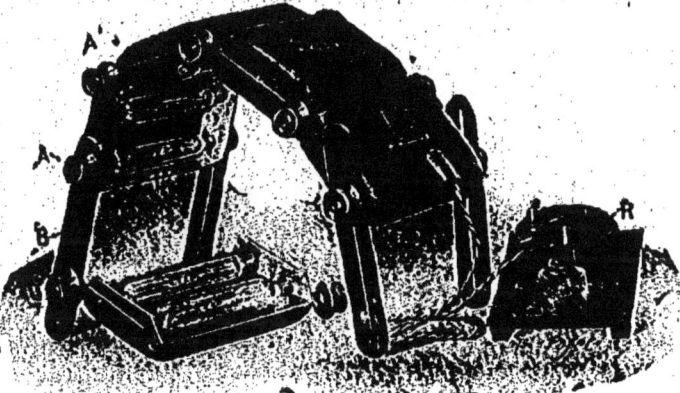

La chaîne thermo-lumineuse de Delherm et Laquerrière a été conçue dans l'idée de faire un bain localisé de lumière et de chaleur facilement réglable et surtout permettant d'épouser sans difficultés le irrégularités de contour du corps humain.

Les figures montrent les applications diverses de ce bain thermo-lumineux.

On remarquera la facilité avec laquelle on a pu suivre, à distance régulière, tout le corps de la patiente, des reins au mollet, et envelopper l'épaule ou le ventre. On remarquera aussi que, sur ces trois figures, deux appareils comportent quatre éléments, soit huit lampes et l'autre, trois éléments seulement, soit six

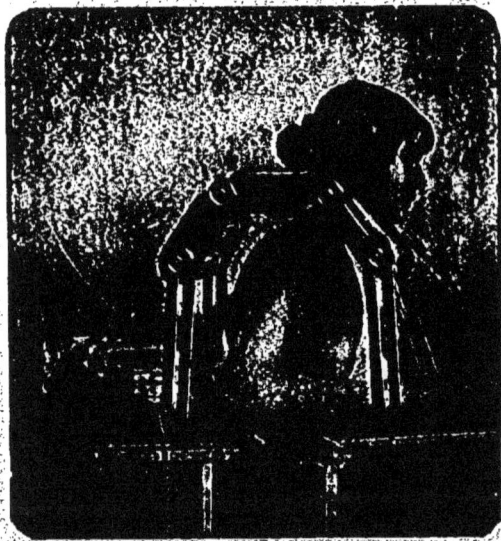

lampes. C'est, en effet, une qualité nouvelle de cette chaîne thermo-lumineuse de pouvoir se composer d'un nombre de chaînons quelconque, par conséquent, s'allonger ou se raccourcir suivant les besoins. On concevait très bien une chaîne assez longue pour constituer un bain thermo-lumineux complet, allant des épaules aux pieds et à laquelle on donnerait une forme telle que toutes les parties du corps seraient à distance régulière de la source lumino-thermique, ce qui est impossible avec toute autre forme d'appareil.

La pratique a indiqué que quatre chaînons répondent à tous les besoins courants.

La chaîne thermo-lumineuse est réglable, un rhéostat sert à faire varier la température produite si cela est nécessaire.

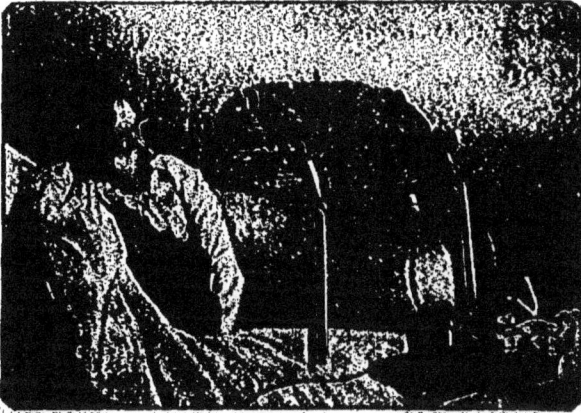

On peut faire, soit des bains de chaleur sèche (cas des figures), en laissant l'appareil et le corps libre pour faciliter l'évaporation; dans ce cas, les lampes doivent être poussées près de leur maximum, soit des bains de chaleur humide en recouvrant l'ensemble de serviettes ou de couvertures; il faut alors diminuer notablement, à l'aide du rhéostat, la chaleur produite car, étant concentrée par l'enveloppement, elle pourrait s'élever à une température anormale.

On s'assurera continuellement de la température
atteinte à l'aide du thermomètre spécial que l'on peut
adjoindre à l'appareil.

Description. — La chaîne thermo-lumineuse de
MM. les docteurs Delherm et Laquerrière (voir figure
3), se compose :

1° D'un chaînon terminal à prise de courant;

2° D'un chaînon terminal simple;

3° D'autant de chaînons intermédiaires qu'on le juge
utile.

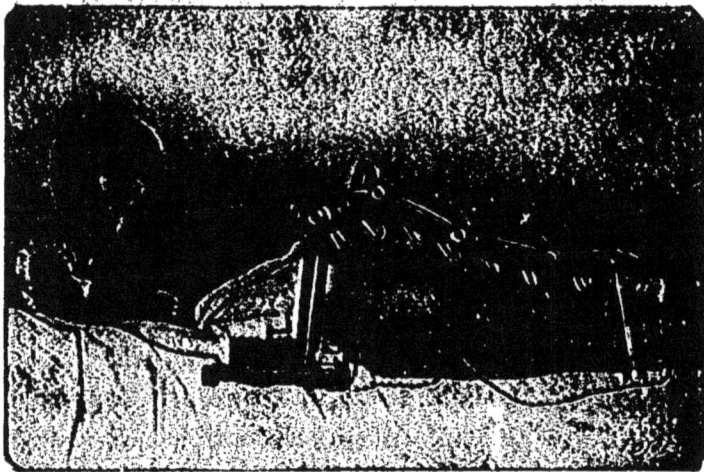

Chacun de ces chaînons, en carton laqué, très solide
et indéformable, reçoit deux lampes cylindriques spéciales.

Ils se relient l'un à l'autre par des pièces à charniè-

res AA" qui servent à la fois, par serrage, à maintenir
la forme donnée et à assurer la connection électrique;
le tout disposé de façon à éviter au docteur ou au patient
d'être mis, involontairement, en communication avec
la source d'électricité.

Quatre pieds B, portant une rainure supportent l'ensemble à la hauteur et à la position voulues.

Un rhéostat R, permet de régler la quantité de chaleur produite dans le rapport de 1 à 2 environ; si donc
on met une ou deux lampes par chaînon, le réglage
pourra atteindre de 1 à 3 environ.

Les appareils sont fabriqués pour fonctionner, sur
demande, soit à 110, soit à 120 volts courant continu
ou alternatif.

Indications et contre-indications

Nous ne donnerons pas à cette partie de notre ou-
vrage, toute l'extension que comporte le sujet. Nous
nous bornerons aux considérations essentielles, esti-
mant que le cadre des applications thérapeutiques de la
lumière et de la chaleur est encore mal délimité, susceptible de s'étendre chaque jour, et que, en dehors de
quelques contre-indications, dont il serait imprudent
de ne pas tenir compte, l'homme de l'art peut encore
se permettre bien des tentatives.

Nous ne dissimulerons pas notre préférence pour la
méthode thermoluminothérapique qui nous paraît

réunir au maximum, les propriétés de la chaleur et de la lumière.

L'héliothérapie est certainement préférable lorsqu'il s'agit d'un organisme débilité, d'un tuberculeux surtout, à condition qu'elle soit pratiquée dans un pays sain, à une altitude et sous un climat approprié.

Nous passerons successivement en revue les principales maladies et affection pouvant bénéficier d'un traitement par la chaleur ou la lumière.

Un plan étant nécessaire, nous adopterons le suivant:

1° Maladies du système nerveux;

2° Maladies des voies respiratoires et de la plèvre;

3° Maladies du tube digestif et du péritoine;

4° Maladies des voies urogénitales;

5° Maladies du système circulatoire;

6° Maladies de la peau;

7° Maladies des os et des articulations, affections ganglionnaires, traumatismes;

8° Infections, ralentissement de la nutrition.

Maladies du système nerveux

Maladies du système nerveux. — Nous avons signalé l'action sédative de la lumière bleue. Les bains de lumière artificielle, préconisés par le P' Colombo, ont été employés par Foveau de Courmelles et, ensuite, divers auteurs, dans le traitement de la neurasthénie.

Les déprimés du système nerveux, d'une manière certaine, peuvent bénéficier des bains de lumière naturelle ou artificielle.

Névrites et névralgies.

La chaleur a été utilisée, de tout temps, contre les douleurs, quelle qu'en soit la nature. On peut employer à volonté les thermophores, les compresses chaudes, le sable, l'air chaud et la lumière, la diathermie.

L'air chaud, sous forme de douche en nappe, à 55°-60°, sans pression, amènera un soulagement certain.

Dans les névralgies anciennes, le bain de lumière rend de grands services, la chaleur lumineuse guérit des cas rebelles à bien d'autres traitements.

Daussel a traité avec succès des tics *douloureux de la face* par la douche d'air chaud.

La sciatique, peut être considérablement améliorée par la chaleur, peut-être plus encore par la chaleur lumineuse qui agira sur certaines formes résistant à la seule chaleur.

En tous cas, la thermothérapie par douches d'air chaud (80°-100°, en badigeonnages légers, demi-heure), ou par bains d'air chaud, facilitera le massage.

Dans la sciatique *a frigore*, Daussel recommande la douche d'air chaud, avec forte pression. De même, dans les sciatiques traumatiques.

La plupart des auteurs estiment que la phase aiguë de la sciatique doit être traitée par la thermothérapie seule; la phase chronique étant justiciable d'association de cette méthode, avec la lumière et le massage.

Dans de ces graves cas avec scoliose, la diathermie a donné de bons résultats.

Paralysie infantile. — Le professeur Bergonié utilise la chaleur humide et la chaleur sèche par les maillots.

Maladies des voies respiratoires

Nous glisserons sur les *affections nasales*, que Baratony, Lermoyez, Mahu, Come, Ferran, Boisviel, et d'autres, ont traité par l'air chaud (douche généralement).

L'oto-rhino-laryngologie a su tirer parti, depuis longtemps, des bains de lumière naturelle et artificielle.

Après Arnold Klebs, Stillmann, puis Sorgo, mirent la méthode en valeur. Depuis, nombre d'auteurs ont perfectionné la technique essentiellement simple toujours.

Les ulcérations superficielles bénéficient surtout de l'action des rayons lumineux projetés sur elles, ne fut-ce que par un simple miroir.

Les tuberculeux pulmonaires doivent-ils être traités par l'héliotérapie, la question mérite qu'on l'approfondisse. C'est pourquoi nous résumerons ici la remarquable étude que Almes consacre dans son livre à ce sujet.

Le poumon est un organe profond; le poumon est très vascularisé et les lésions tuberculeuses entraînent des hémorragies que les conjestions consécutives à l'insolation risquent de provoquer et de multiplier.

Telle est la principale objection que l'on peut, à *priori*, opposer à la méthode.

L'expérience a démontré, d'autre part, l'action toni-
fiante de l'ensoleillement; l'action de la lumière solaire
sur les lésions profondes. Cette deuxième proposition
est à la fois corroborée par une notion thérapeutique,
à savoir l'effet des rayons actiniques sur les lésions vési-
cales ou gynécologiques, et par une notion physique,
l'impression d'une plaque photographique à travers le
thorax (expérience de Malgat).

De l'avis de tous les auteurs, les seules formes *fébri-
les éréthiques, hémoptoïques, hyperexcitables*, doivent
être écartées de l'héliothérapie. Au contraire, les formes torpides, lentes, fibreuses, splénopneumoni-
ques, etc..., bénéficieront énormément d'une cure
solaire prudemment conduite, qui visera l'héliothérapie générale lentement et progressivement atteinte,
proportionnée toujours à la résistance individuelle du
sujet.

La *pneumonie*, la *pleurésie aiguë* ont été traitées par
l'air chaud, après enveloppement du thorax par des
tissus de laine et voisinage de l'appareil à air chaud
(80°) pendant demi-heure.

Skinner, Herman, ont obtenu de bons résultats par
ce procédé. Dans l'*asthme bronchique*, Strasser con-
seille les bains de lumière pendant l'accès et Golsdehei-
der use des procédés calorifiques. Nagelschmidt a eu des
succès avec la diathermie.

La chaleur calme les douleurs ; elle active la circulation de défense contre les infections. Elle provoque des contractions péristaltiques de l'intestin parésié.

Chaleur obscure (bain ou douche), diathermie ou mieux encore chaleur lumineuse (héliothérapie, thermoluminothérapie) sont susceptibles d'agir favorablement :

1° Contre l'atonie gastro-intestinale, quelle qu'en soit la cause (atonie post-opératoire, hypochlorhydrie, etc.) (bain d'air chaud, douche d'air chaud).

2° Contre le spasme de l'entérocolite, qu'ils permettent de vaincre aisément par le massage ; contre l'entérocolite et la constipation (bain d'air chaud, douche chaude, voire l'occlusion intestinale (Jean Loubier, th. Paris, 1911).

3° Contre les péritonites (air chaud, thermoluminathérapie, 20 minutes, 2 fois par jour à 120°-150°).

Les péritonites tuberculeuses qui ne sont point en évolution fibro-caséeuse avancée bénéficieront de l'héliothérapie.

4° L'ascite est particulièrement justiciable du traitement thermo-lumineux (Miramond de Laroquette, Brin et Dausset). Nous devons à un de nos amis la relation d'un cas remarquable de guérison de péritonite avec ascite par la chaleur lumineuse.

La chaleur est avantageusement employée dans les douleurs d'origine hépatique.

Maladies des voies urogénitales

La *pratique gynécologique* mettra en œuvre :

1° Le bain d'air chaud ou de lumière avec les boîtes spéciales (Bruneau ou Miramond de Laroquette, Delherm et Laquerrière) une demi-heure à 60°-80°;

2° Demi-bain d'air chaud ou chaîne thermolumineuse (une heure);

3° Douche d'air chaud à 60°, vingt minutes à demi-heure, soit sur la paroi abdominale, soit endovaginale, avec un spéculum spécial (emploi du cautère à air 200°-250° pour le col; de la sonde intra-utérine à air chaud);

4° L'héliothérapie (exposition prolongée : de demi-heure à quatre heures, suivant résistance de la malade).

Les états inflammatoires chroniques des annexes, les salpingo-ovarites, les métrites et périmétrites, les cancers utérins (cautérisation), la vulvo-vaginite, les suppurations des sutures, le prurit vulvaire, la gangrène du post-partum (hyperthermie simple et cautérisation), les hémorragies (cautérisation), la dysmennorrhée (bains chauds), tels sont les principales indications donné s par les auteurs.

Les *états inflammatoires aigus* sont une contre-indication, le *fibrome*, selon Dausset et Laquerrière, en peut-être une autre. Il y a lieu d'opérer avec prudence en *période menstruelle*.

Au point de vue *rénal*, il y a lieu d'agir avec prudence. La pratique la plus recommandable est le grand bain d'air chaud (demi-heure tous les deux jours. Carrier, Congrès de Nancy, 1896), qui aide le rein par sudation, amène une diminution des urines suivie de polyurie.

L'épididymite blennorrhagique se trouvera bien du traitement thermolumineux.

Maladies du système circulatoire

Dans les *hydropisies d'origine cardiaque*, le grand bain d'air chaud est contre-indiqué.

Au contraire le demi-bain est favorable.

Les *hypertendus* ne seront traités qu'avec une extrême prudence.

L'astériosclérose, au début, peut bénéficier du bain de soleil.

Les *hémorragies* en nappe peuvent être traitées par le cautère à air chaud; l'air sous pression doit être porté à 600°.

Dans le traitement *des gangrènes*, la thermothérapie a pris une place considérable. Son application vise la limitation du processus et la *restitutio ad integrum*.

Ses indications essentielles sont les gangrènes diabétique et sénile. Les diverses boîtes à air chaud peuvent suffire. Mais la meilleure technique est la douche d'air chaud, car il faut assécher la partie malade. L'appareil permettant d'aller de 5o° à 5oo°; d'utiliser tantôt la pomme d'arrosoir, tantôt un jet filiforme sera le plus recommandable. En effet, si l'hyperthémie est le procédé thérapeutique de choix, il peut être nécessaire de cautériser, soit en nappe, soit sur une étendue très restreinte.

La *maladie de Raynaud* peut être très améliorée par un traitement analogue à celui des gangrènes simples.

L'anémie est essentiellement justiciable du traitement héliothérapique.

Maladies de la peau

L'air chaud est, dans l'*acné*, un précieux adjuvant du massage.

Bien que susceptible de provoquer quelquefois des brûlures, il est lui-même un bon procédé de dessiccation des phlyctènes, et, soit sous forme de chaleur lumineuse, soit en tant que douche d'air chaud (6o-1oo°), il aide puissamment à la guérison rapide, sans suppuration, des *brûlures*. Aimes recommande l'héliothérapie dans les brûlures étendues.

Le *chancre mou* peut guérir par la douche d'air chaud (hyperhémiante à 5o-6o° ou passage rapide à 1oo°, demi-heure par jour), mais le procédé idéalement simple est celui de M. le professeur Audry, qui consiste à approcher la lame du thermocautère à un ou deux cenlimètres de la plaie. Après quelques secondes, on le retire pour le rapprocher à nouveau. On fait sauter la croûte avant chaque séance.

Le *chancre induré* guérit plus vite, traité par l'air chaud; Hollœnder le cicatrise dès son apparition. C'est surtout dans le traitement des *chancres phagédéniques* que cette méthode est précieuse.

Les *chéloïdes* peuvent être traités par le massage à l'air chaud, à température aussi élevée que possible et sous forte pression (2 kilogrammes). L'hyperhémie douce, sans effet mécanique, calme le prurit des *exémas* et amène leur guérison; il n'est pas nécessaire de dépasser 120°.

Douche d'air chaud à 60° en courant continu, tel est la meilleure façon de traiter les *furoncles*. Dans l'*anthrax*, le cautère à 500-600° rendra d's services nombreux L'induration qui suit les furoncles disparait sous l'influence du massage à l'air chaud (3 à 4 kilogr.).

Le lupus guérira, avec des cicatrices convenables, s'il est traité par la douche d'air chaud à 600°, suivant la méthode de Dekeyser (*Société belge de physiothérapie*, décembre 1911).

Mais c'est la photothérapie qui doit être préférée à toute autre méthode. Le professeur Audry recommande l'appareil de Marie en séances de quarante-cinq minutes au moins, avec compression énergique, multipliées jusqu'à complète guérison.

Les *nœvi* et *angiomes* sont justiciables de la cautérisation par l'air chaud. Ces derniers sont aussi traités avec succès par la thermopénétration (Albert-Veil).

Le prurit est calmé par l'air chaud.

Les *tuberculoses cutanées*, qui se trouvent si bien de l'héliothérapie sont encore justiciables d'un traitement par la chaleur obscure. Par un jet d'air surchauffé, on traite la *leucoplasie de la face interne des joues;* il se forme une pellicule blanche que l'on enlève à la curette.

Les *ulcères* de toute nature, l'*ulcère variqueux* sont avantageusement soignés par l'air chaud. Colleville (de Reims) a indiqué un traitement simple : approcher à vingt-cinq centimètres de la plaie une toile métallique qu'on a fait lécher par la flamme bleue d'un bec Bunsen. On maintient ainsi 45° pendant demi-heure à une heure. L'héliothérapie peut donner de bons résultats.

Les *épithéliomas cutanés* seront guéris, avant la période de généralisation ganglionnaire, par la cautérisation à l'air chaud, par l'électro-coagulation, par la thermo-pénétration.

Maladies des os et des articulations. Affections ganglionnaires-Traumatismes

L'héliothérapie donne les meilleurs résultats dans toutes les formes de *tuberculose chirurgicale*, ostéites, arthrites, adénites. En suivant les règles indiquées plus haut, tous les espoirs sont permis.

L'air chaud procure des satisfactions dans les fractures (consolidation plus rapide), entorses, hydarthrose plaies de toutes sortes, arthrites, raideurs. Mais c'est ici que deviennent précieux les appareils du type Delherm et Laquerrière. La chaleur lumineuse est un merveilleux auxiliaire dans le traitement des accidents du travail.

La chaleur lumineuse, ainsi que la thermopénétration, paraissent, à l'heure actuelle, le traitement de choix des arthrites blennorrhagiques chroniques.

Infections — Ralentissement de la nutrition

Nous avons vu que la lumière rouge avait été considérée comme favorisant la bénignité de la *variole*.

Le bain de lumière local a été recommandé dans le traitement des *diarrhées des pays chauds* (Miramond de Laroquette). *L'érysipèle* peut bénéficier de la douche d'air chaud dans la *diphtérie*, l'angine paraît pouvoir s'améliorer et peut guérir par l'air chaud, qui est assez bien supporté. Le *rhumatisme articulaire aigu*, traité par le salicylate ou ses dérivés, peut, semble-t-il, voir sa guérison accélérée sous l'influence de la lumière solaire et de la chaleur.

Le soleil, la chaleur lumineuse, la chaleur obscure donnent les meilleurs résultats dans le traitement de *l'obésité*. Il n'y a de contre-indication à l'emploi de la thermothérapie très active que la dégénérescence graisseuse du cœur avec myocardite.

La goutte sera traitée à une douce chaleur pendant l'accès. En dehors de la crise, la chaleur, surtout la chaleur lumineuse, ou encore la chaleur par courants de haute fréquence (lit condensateur), permettront une dissolution plus active et une excrétion plus rapide de l'acide urique. L'état général sera amélioré, la douleur locale disparaîtra.

Ce coup d'œil rapide, trop rapide, sur les multiples indications de la thermothérapie et de la luminothérapie, montre tout le parti que médecins généraux et spécialistes peuvent tirer de l'emploi journalier de la chaleur et de la lumière. L'amélioration est certaine dans bien des cas, la guérison souvent possible. Il est des procédés simples, il en est d'un peu plus complexes. Avec un outillage relativement restreint, cependant, avec la seule chaîne thermolumineuse, par exemple, on peut beaucoup.

Ces deux propriétés de *la matière, chaleur et lumière,* si dangereuses dans certaines conditions pour l'organisme humain, peuvent donc devenir la source d'un plus grand bien-être.

Le médecin a en elles des auxiliaires souples et puissants.

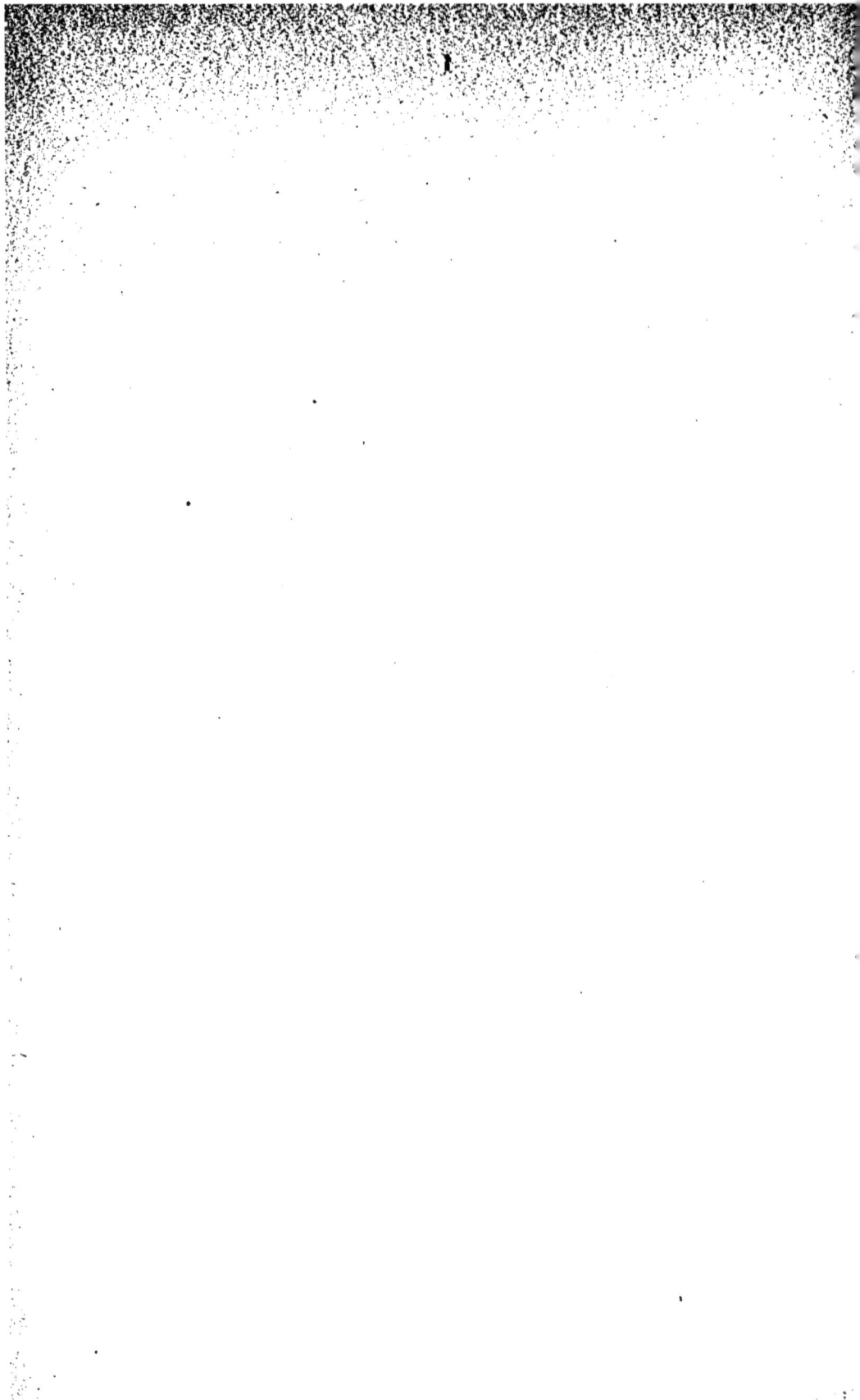

CONCLUSION

L'étude expérimentale de l'action thérapeutique des divers agents physiques *chaleur* et *lumière* en particulier, mérite d'être poursuivie avec soin.

Capables toutes deux d'amener des désordres dans l'organisme, la chaleur et la lumière peuvent être des agents thérapeutiques précieux.

De par leurs propriétés microbicide, analgésiante, résolutrice, éliminatrice, régénératrice, lumière et chaleur doivent, sous diverses formes, (héliohtérapie, thermothérapie, thermoluminothérapie, diathermie) être employées au traitement de diverses affections générales nerveuses, pulmonaires, intestinales, osseuses, articulaires, cutanées, etc., etc.

Les indications et contre-indications des méthodes diverses, précises par certains côtés, demeurent sur bien des points à l'étude.

A l'heure actuelle, l'héliothérapie, la douche d'air chaud, la chaîne thermo-lumineuse paraissent les trois modes d'application les plus pratiques de la chaleur et de la lumière.

PRINCIPAUX OUVRAGES CONSULTÉS

AIMES. — *La pratique de l'héliothérapie* (thèse Montpellier 1913).

Annales d'électrobiologie.

Archives de Thérapeutique.

Bulletin de Thérapeutique.

COURMONT. — *Pathologie générale.*

DAUSSET. — *La chaleur et le froid en thérapeutique.*

FLAMMER. — *Lichtbiologie und héliothérapie.*

Journal de physiothérapie.

LE DANTEC. — *Pathologie exotique.*

Progrès médical.

NEVIÈRE. — *Thèse Montpellier, 1913.*

Comptes rendus des Congrès de Physiothérapie.

Revue mensuelle de Physiothérapie.

Revue internationale de la Tuberculose.

Société française d'électrothérapie et de radiologie médicale (comptes rendus).

Tribune médicale.

Tuberculosa.

(La bibliographie de la question étant très considérable, nous nous en tenons à ces indications sommaires.)

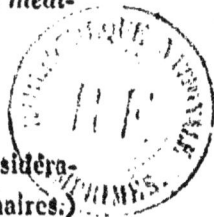

www.ingramcontent.com/pod-product-compliance
Lightning Source LLC
Chambersburg PA
CBHW050605210326
41521CB00008B/1124